王不琳◎著

乳房
健康保养书

乳腺科主任是你最好的医蜜

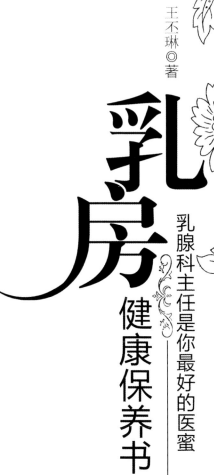

U0250642

IC 吉林科学技术出版社

图书在版编目（ＣＩＰ）数据

乳房健康保养书：乳腺科主任是你最好的医蜜 / 王
丕琳著. -- 长春：吉林科学技术出版社，2018.6
ISBN 978-7-5578-2615-4

Ⅰ. ①乳… Ⅱ. ①王… Ⅲ. ①乳房－保健－基本知识
Ⅳ. ①R655.8

中国版本图书馆CIP数据核字(2017)第119381号

乳房健康保养书：乳腺科主任是你最好的医蜜
rufang jiankang baoyangshu : ruxianke zhuren shini zuihao de yimi

著　王丕琳
出 版 人　李　梁
责任编辑　孟　波　孙　默　高千卉
封面设计　周瑞丹
装帧设计　长春市字里行间文化有限公司
开　　本　720mm×990mm　1/16
字　　数　240千字
印　　张　16
版　　次　2018年6月第1版
印　　次　2018年6月第1次印刷

出　　版　吉林科学技术出版社
发　　行　吉林科学技术出版社
地　　址　长春市人民大街4646号
邮　　编　130021
发行部电话 / 传真　0431-85677817　85635177　85651759
　　　　　　　　　　85651628　85600611　85670016
储运部电话　0431-86059116
编辑部电话　0431-85659498
网　　址　www.jlstp.net
印　　刷　长春新华印刷集团有限公司

书　　号　ISBN 978-7-5578-2615-4
定　　价　39.00元

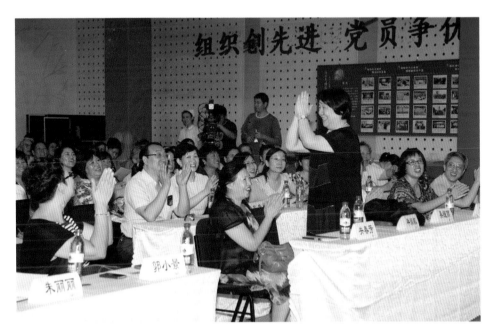

毕淑敏老师参加"汝康沙龙"活动

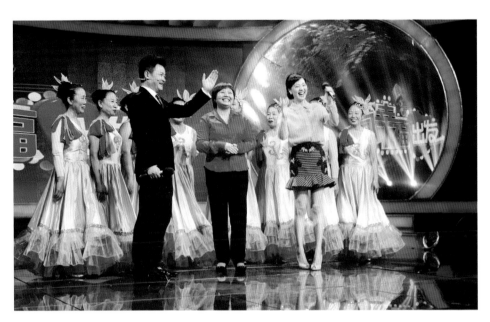

"汝康沙龙"在中央电视台的活动演出

王丕琳主任健康巡讲

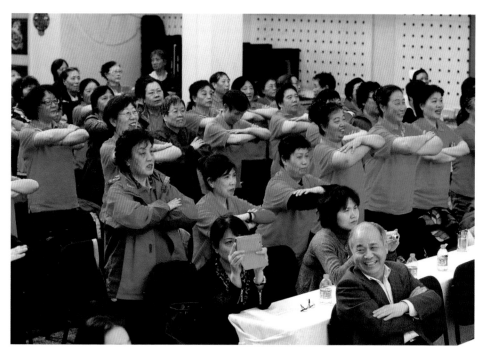

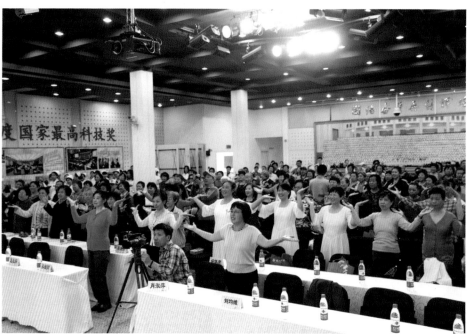

"汝康沙龙"活动展示

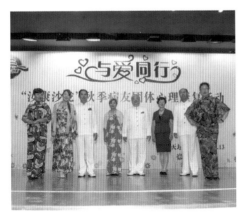 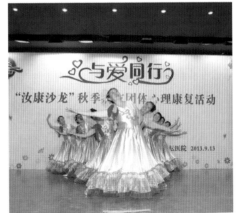

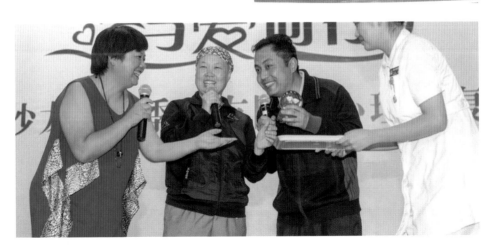

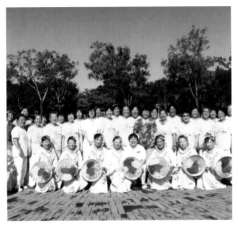 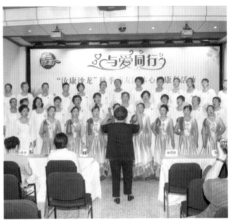

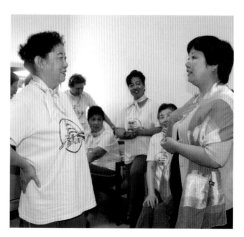
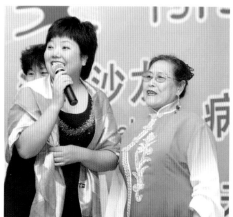
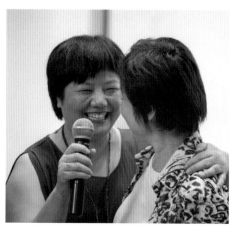
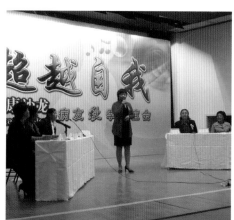
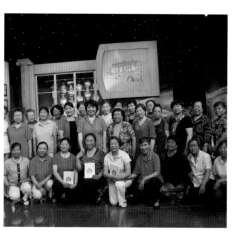
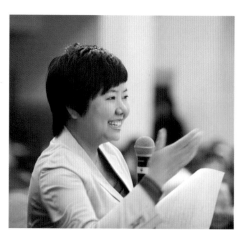

愿天下女子美丽健康

　　良医是上苍派驻人间的天使，王丕琳正是这样的三级甲等医生。她仁心妙手，拯救无数身患乳腺疾病的人。在驱斩病魔，疗治病人心理、生理病痛的同时，还完成了一件功德无量的善举——写成《乳房健康保养书》。她精湛的医术和慈母心肠，在书中融为亲切温暖的文字，字里行间感人至深。

　　本书科学修养深厚，医理深入浅出，语言生动形象，病例详实可信，方法简明易行。这是乳腺保健医疗的必读书，愿天下女子人手一本，让乳房这世界上最珍贵的房子，美丽坚固，终身健康。

毕淑敏

2014年5月12日于中国北京

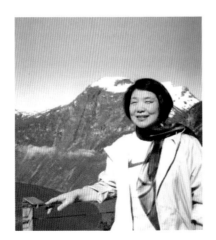

珍爱生命，享受生命

　　我想起在天坛医院乳腺科参加"汝康沙龙"活动的那个晚上，我一直沉浸在喜悦温暖的气氛中，在获得康复的病友和医护团队雷鸣般的掌声中，我看到王大夫光荣并幸福地微笑着。我真心希望读者，也包括男性朋友，能阅读王大夫的这本心血之作，从中体味认识身体、懂得健康、珍爱生命、享受优质生命的妙理。

濮存昕

2014年5月14日于中国北京

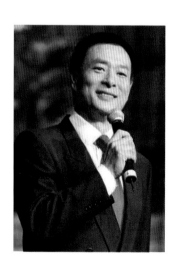

乳房保养，重在"养心"

如果你在纠结中国有看病慢点的医生吗？我告诉你，北京天坛医院乳腺科主任王丕琳就是一位让病人"等多久都值"的坚守原则的大夫。

当我阅读完《乳房健康保养书》后，被作者几十年来潜心研究医疗服务的精神所感动。作者倡导朋友式医患关系，提出"心理抑郁可引发乳腺癌"，创办了国内首家乳腺癌患者心理康复俱乐部——"汝康沙龙"，多年践行"医友携手，医病医心"之原则，走出了一条从"心"开始，用"心"治病，身心同治之路，不愧为中华粉红丝带关爱公众健康教育顾问和北京市首批健康科普专家称号。

《乳房健康保养书》重在"养心"，这是本书与其他乳腺健康书籍的区别，其较大篇幅撰写了身心共成长的过程，呵护乳房，重在"养心"。

乳腺癌是女性第一杀手，每年夺走50万女性的生命，香消玉殒缘乳腺，对于女人来说：珍爱和捍卫乳房，不仅仅是美，是爱，更是责任。在乳腺癌的高危因素中，心理因素与乳腺癌密切相关，不少乳腺癌患者在患病前曾经有过长期的不良情绪刺激或突然的重大精神打击，心理抑郁可引发乳腺癌。焦虑和抑郁是乳腺癌患者最为常见的心理问题，与乳腺癌的确诊期、治疗期、康复期的各个重要影响因素密切相关。在乳腺癌治疗过程中，医护人员的用"心"陪伴，有效的心理干预，将缓解和消除患者的心理障碍，提高患者生存质量，使更多的乳腺癌患者身心和谐、完满，健康地回归社会，这才是乳腺癌治疗的最终目标，是《乳房健康保养书》的精彩篇章。

作者创办的国内首家乳腺癌患者心理康复俱乐部——"汝康沙龙"，对乳腺患者有目的地进行心理干预，提供一个良好的心理环境，帮助她们摆脱疾病，尤其是心理疾病，有利于改善乳腺癌患者的抑郁状况，搭建家庭和社会支持系统，分散其对疾病的注意力，减少疾病所带来的心理和肉体上的痛苦，提高心理健康水平。

"汝康沙龙"以"沙龙"的形式展开患者互助治疗、家庭和社会支持治疗、音乐结合肌肉放松训练及内心意念引导等心理治疗方法，和《乳房健康保养书》互生共存。

希望此书能让我国医护人员、患者及其家属能积极自主自助关怀生命，呵护身心，圆满人生。

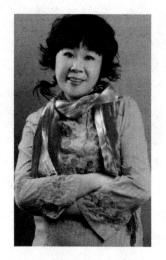

中华粉红丝带关爱公益网创始人
粉红丝带关爱中国行公益项目总策划

李苏

2014年5月15日于中国北京中关村

我是女人，也是乳腺科医生

星期一的上午，我早早地来到门诊。像以往每一个相同而又不同的星期一一样，今天上午是我的门诊。

时间还没到8点钟，我的门口已经坐满了候诊的患者，这是我最熟悉不过的一幕了。每一次出门诊，我的眼前都会出现这熟悉的场景，我也常常被这一场景触动着。这些候诊的患者中，有的脸上写着焦虑，有的面容布满疲惫；有的是本地的，有的可能是从千里之外刚刚赶过来的……看到她们，我有一种深深的责任感和被需要感。

说实话，在刚开始做医生时，我是有些小小的后悔的，因为总觉得这个职业有点残忍，视野里尽是一些悲惨人生。尤其最初还是个小医生时，没有扭转乾坤的实力，我更是有些后悔穿上这身白大褂。

然而，当我的面前出现一个个患上乳腺疾病的病友时，我的内心被深深地触动了。她们或者年轻靓丽，或者事业有成；或者是某个大公司的高级白领，或者是一位全职的幸福妈妈……可是，她们都因为一对乳房而与我发生了联系，成了我的病友。当我看到她们那些本不严重的乳腺问题在我这里迎刃而解而面露喜悦时，或者看到她们因乳腺肿瘤不得不住进病房接受乳房手术的悲伤时，我与她们的感受是相同的。那一刻，我喜悦着她们的喜悦，悲伤着她们的悲伤。因为，我也是一个女人。

幸好，我还是一名乳腺科的医生，可以尽己所能地帮助我的这些姐妹们做一些力所能及的工作，处理她们乳房上出现的小毛病，像乳腺炎、乳腺增生、乳腺良性肿瘤等；当然，也可以在一定程度上努力帮助她们解决乳房上的大问题，比如我们谈之色变的乳腺癌。

　　随着工作的日渐深入，我似乎也感受到了做一名乳腺科医生的真正意义。它也许不在乎你有多大的作为，却在乎你是否将自己所有的力量都发挥出来，尽可能地帮助你的病友渡过难关，克服身体上的病痛，重新拾起对生活的热情。所以，我也渐渐爱上了这个外人看来很光鲜但其实却充满艰辛的职业，从此与我的病友们一起同悲同喜，一起感受生命的意义。

　　作为一名乳腺科医生，我看到了太多女性因为这样或那样的原因而患上乳腺疾病，尤其是近年来乳腺癌患者的不断增加。目前，全球每年平均约有130万人新患乳腺癌，且近年来各种乳腺疾病也在呈现不断上升的趋势。每每看到她们因为这些乳腺疾病而苦恼甚至绝望时，我都会格外动容，同时也更加坚定了要与她们一起战胜病魔的决心。

　　一转眼，近三十年过去了，让我颇感欣慰的是，虽然有很少一部分姐妹因为晚期乳腺癌不幸离开了我们，但更多的患者包括许多乳腺癌姐妹则是满怀忧伤与病痛而来，幸运地带着喜悦与健康回家，并且与我成为一生的朋友。同时，这些姐妹们还以她们多姿多彩的身心历程，真诚地告诫我们：生命虽然脆弱，但有亲情的呵护、有爱情的支撑、有社会的关爱、有科学的医治、有快乐的心情，生命就会变得无比坚强。虽然我们不愿意看到疾病光临，但在无情的病痛到来时，她们也将自己磨砺得更加坚强、更加美丽。这是我作为一名乳腺科医生，同时也是作为与她们一样普通的女人所最希望看到的结果。

为了能让更多的女性朋友了解你的乳房、关爱你的乳房，同时也为了让我的患有乳腺疾病的姐妹们懂得更加用心地呵护自己的健康与幸福，我怀着一种戒慎恐惧的心情完成了这本书。也许我的文字并不优美，情感也不够丰富，但是，它是对我过去经历的一次梳理，包括情感、记忆、认知……

愿意借这本平凡的作品与大家分享我从医的感受，同时也希望这本书能够带给更多健康的和不幸罹患乳腺疾病的姐妹们希望，希望我们互相勉励，一起呵护我们身上最重要的器官——乳房，一同感受生命的美好！

北京天坛医院
乳腺科主任医师、教授

王玉琳

2014年5月26日于中国北京天坛医院

目 录

contents

第一章 乳房——世界上最贵的房子

> 大多数女人关注乳房的美丽、大小更甚于健康，你有一对最贵的房子，却有最可怜的健康常识，有一天，你会发现，原来，你对自己身体了解的匮乏会要了你的命。

第二章 女人一生和乳房纠缠不休的事

从青春期开始，乳房的生长、发育就成了女人羞于启齿又偷偷关注的事。在夜深人静时，你是否也在观察它是否正常生长，或者是否有足够的吸引力？可以说，女人在一生中都会与乳房纠缠不休。

第三章　天下女性的一箩筐乳房问题

　　作为女性特有的骄傲，乳房也是一个特别脆弱的器官，容易遭受各种疾病的侵扰，甚至还会带来生命危险。所以，女性也常常会被乳房出现的各种问题所困扰。稍不注意，就可能发现自己掉入了那一箩筐的乳房问题当中。

第四章　去医院，需要了解的那些事

如今一提到医院看病，几乎人人头痛。"看病难"的现象客观上确实存在。可大家知道吗？要想让看病变得更轻松，更多时候也需要大家自己的配合。做一个聪明的患者，提前了解一些去医院该做好的准备工作，其实可以为你省下不少时间甚至金钱。

第五章　其实，看病也可以很艺术

在很多医生看来，给患者看病，无非就是问清病症、诊断病情、找对方法治病而已。其实，看病既是一门技术，也是一门艺术。掌握了这门技术，可以医好患者身体上的病；而既掌握了看病的技术，又掌握了看病的艺术，就能医好患者身体和心灵上的病。这一点，对乳腺疾病患者来说尤为重要。

第一章

乳房——世界上最贵的房子

大多数女人关注乳房的美丽、大小更甚于健康，你有一对最贵的房子，却有最可怜的健康常识，有一天，你会发现，原来，你对自己身体了解的匮乏会要了你的命。

做百分百女人

人们常说：世界上如果没有了女人，就少了五成的真、六成的善、七成的美……

的确，女人是世间最动人的一道风景，她们让生活多了一份靓丽，更多了一些心动。世间如若没有女人的滋润与滋养，注定会成为既无水分又无绿意的茫茫沙漠。

我身边的很多女性朋友常常跟我说："我要做一个百分百的女人！"

可是，我想问她们的是：在她们看来，什么样的女人才是"百分百女人"？"百分百女人"应该拥有什么样的特质？

大概不少女性朋友都认为，"百分百女人"就是拥有漂亮的容颜、窈窕的身材、傲人的双峰、优雅的举止……但我认为：要拥有这些，不仅仅依靠彩妆的遮盖和华服的修饰，还有来自于我们由内而外所焕发出来的愉悦、自信与正能量。而这一切，则完全来自于我们身体的根本——健康！女人只有拥有了健康，才可能拥有一切。如果我们把健康当成"1"，那么诸如美丽、爱情、事业、金钱、家庭、地位……都是"1"后面的"0"；丢了健康，你的身后无论有多少个"0"，都没有任何意义。

这些年，社会上一直都在谈论关爱女性、呵护女性这些话题，包括我和我身边的朋友，也常常会聊到这些话题。对于现代女性而言，健康仍然是最重要的，也只有健康的女人才是最美的。女人的幸福首先要从健康的身体开始，生命的激情也要以健康作为载体，这样才可能流光溢彩。如果一个女人拥有出众的才华，却疾病缠身，像《红楼梦》中的林黛玉一样，那么即使她满腹经纶，也会随着香消玉殒而失去光芒；如果一个女人集姿色与温柔于一身，却疏于对自己身体的保养，那么红颜也难以持久，衰老和疾病只会加紧催人老的步伐向她逼近；如果一个女人腰缠万贯，却毫不节制地享受物质生活带来的满足与放纵，那么金钱将成为主宰健康的首领，人则成为耗尽内力的仆人，一旦健康受损，愉悦也将土崩瓦解……

因此，在我看来，百分百的女人首先应该是了解自己的身体、拥有健康、爱惜生命、浑身充满正能量的女人。否则，一切幸福、美貌、才华、金钱……都只会是匆匆过客而留不下任何痕迹。

每个女人的一生都要经历很多事：谈恋爱、成为妻子、生养孩子、照顾家人、做饭、逛街、穿衣、买花……当我们是女孩时，我们被捧在手心；当我们成为女人后，我们承担了更多的责任、使命。要做一个百分百女人，并不需要事业、家庭样样都拿满分，但却必须活出健康，活出自己的精彩，无论你处于岁月的哪个阶段。著名节目主持人杨澜曾说："一个女人的健康是自己珍惜出来的。"的确，我们也许没有大把的金钱，没有令人艳羡的事业，但我们一定要拥有属于自己的健康，这才是我们人生中谁都夺不走的财富。

对于女性来说，除了卵巢、输卵管、子宫、宫颈这些特有的器官外，还有一个重要的器官是需要我们特别注意的，那就是乳房。它是女性的哺乳器官，是第二性器官，也是世界上最完美、最崇高的艺术品，更是大自然赋予女性的无价之宝和最贵重的礼物。在我们自己看来，乳房就像是我们最好的朋友，不仅解读着我们的美丽，更见证了我们走过青涩，陪伴我们翩然蜕变、拥抱幸福、获得成熟……是我们终生的朋友和骄傲。在男人看来，乳房不仅是一个令人愉悦的异性器官，更是饱含了他们对女人最美好的梦想与爱恋，既是母亲又是爱人的代名词……

可是，作为女性的我们自己，真的关注过乳房的健康吗？现在的众多女人们，每天所要关心的事情太多了，大到国家大事、经济发展，小到美容娱乐、穿衣吃饭……然而，她可能了解很多天下大事，却对自己的乳房健康一知半解。我常常跟朋友们说，我们的生活很多时候都是本末倒置的，关注身体之外的事情太多，对自己健康的关注反而越来越少了。事实上，只有拥有一个健康的身体，才能拥有一切美丽的生活。所以，作为一名乳腺科医生，我要提醒大家的是：我们很需要重视自己的身体，关注自己的乳房健康。

乳房是伟大的，它是生命与力量的源泉，它成全了女人的曲线和美丽，成全了褓褓中宝宝嗷嗷待哺的期待，成全了大男人坚强背后对柔情的渴望。但同时，乳房又是脆弱的，足以令生命变得岌岌可危。

目前，我国每年约有4万名女性，平均每天约120人死于乳腺癌，而且近年来乳腺癌的发病率仍在不断上升，成为威胁女性健康的首位恶性肿瘤。乳腺癌除了会给女性带来肉体上的痛苦之外，更因其对生命的威胁和对自信的打击而令女性朋友及其家庭备受折磨。因此，乳腺癌已成为危及广大女性健康和生命的"红颜杀手"。

由于乳腺癌的发病机理尚不明确，无法做到彻底的一级预防（病因预防），二级预防（即早发现、早治疗）仍是当今唯一可降低乳腺癌病死率的方法。而国内的多项调查研究显示，我国30岁以上女性重视乳房健康、定期进行乳房检查的不到10%。姐妹们，你们看看，形势多么严峻！因此，对我们胸前的这一道美丽的风景线，除了关心它的外形和大小外，我们是否关心过它的健康问题？

也许大家觉得我的话有些小题大做，甚至是危言耸听：乳房，不就是长在体表的两个器官吗？它们看得见、摸得着，难道还有什么我们所不了解的奥秘深藏其中，需要我们去挖掘、去探索吗？

事实上，乳房虽然谈不上有什么奥秘，但却不是每个人都对乳房知识有所了解。我们常说：100%的女人都拥有一对乳房，但也许只有10%的女人了解1%的乳房保养知识。比如，不少女性朋友不知道自己的乳房大小是否正常，也有些女性朋友不知道自己的乳头凹陷是怎么回事、应该如何应对，还有的女性朋友从来都没听说过副乳的概念……而这些，恰恰是暴露乳房问题的关键所在。

著名心理学家、国家一级作家毕淑敏曾说："我们谈到女性的乳房时，总是把它当作美丽与性感的象征。人们更关注的是它的美丽，包括现在很多美容手术都是针对乳房的，但它也是我们自己身体器官的一部分，女性们应该高度关注。乳房不仅是女性生殖、美丽的器官，也是生存的器官。"

既然是生存的器官，那么它也会出现像其他生存器官一样的问题——健康问题。因此，我们每一位女性朋友都应该从现在开始，努力认识乳房，关爱乳房，做一个懂得珍爱乳房的百分百女人。

女性的乳房是一个会随时间的推移而发生变化的器官，所以，不同年龄的女性朋友，所面对的乳房问题往往也各不相同。

30岁时

多数30岁左右的女性朋友，乳房外形仍然较好，且富有弹性。但如果此时你已经或即将生宝宝了，那就要注意产后的乳房变化。因为在怀孕期间，乳房会逐渐增大；产后或哺乳后，乳房还可能会下垂，罩杯也会减小。这种现象被称为"乳房衰老"，主要是因为乳房不再生成乳汁，部分组织开始萎缩造成的。

此时，姐妹们需要做的是：为了让S形身材保持得更长久些，不妨穿运动内衣，避免乳房下垂。现在有研究表明，穿普通的内衣每走一步，乳房就会上下移动5厘米，而运动内衣移动比例会减少74%左右。

在35～40岁之间时，我们还应该做一次全面的乳房X射线检查，每个月还要做一次自我检查，以便提早发现疾患。

40岁时

步入40岁后，乳房中的脂肪比例开始上升，因此也变得日益下垂与松弛。这个时候，我们最需要关注的就是乳房囊肿。幸运的是，这些肿块通常不会给你带来太大的麻烦，也不会增加患乳腺癌的风险。

　　此时，姐妹们需要做的是：让自己直起腰背，这也是这一年龄段女性健乳的好方法。因为随着年龄增长，女性背部肌肉愈发松弛，走路或站立时也会习惯性向前倾，不少人戏称其"胸部快垂到肚脐了"。所以，此时加强上背部肌肉的锻炼，可以让你拥有一个漂亮的胸部和肩部曲线。

　　选择内衣时，不妨挑一些带束腰的，可以有效将胸部上托，修饰腰身，给人盈盈一握的感觉。

50岁时

　　当你步入50岁的行列时，岁月已经在你的额头、嘴角、手背，甚至乳房上留下印记了。在这个年龄段，女性的胸部会日渐松弛，乳房内的其他组织几乎完全被脂肪所替代，而纤维和半纤维就如同拉长的橡皮筋一样。此时，女性朋友最需要担心的就是女性健康的"红颜杀手"——乳腺癌。有研究表明，50岁以上的女性，每38人中就可能有一个人患有乳腺癌。

　　此时，大家需要做的是：适当控制你的体重，经常测测自己的腰围，最好将腰围尺寸控制在身高的一半以内，因为体重与乳腺癌是成正比例关系的。另外，每年的乳房检查也是必不可少的。

　　无论你的身材如何走形，这阶段都要穿尺寸合适的内衣，花样和颜色甚至可以复杂一些，这不但能映衬你的成熟、知性，还能提升自信。

　　当然，以上这些都只是泛泛地与姐妹们聊聊乳房的保养问题，主要是想从心理上唤起大家对乳房健康的重视，后面我们还会有非常详细的乳房健康知识讲述。

　　女人的乳房，既是生命的哺育者，也是生命的摧毁者。一方面，它与女孩蜕变为女人、哺育等联结；另一方面，它也逐渐与乳腺癌甚至死亡联结。当乳房的美丽与乳腺癌的癌细胞联结在一起时，我们就会感到，真正体现生命意义的还是它与生命鲜活的程度，而不是纯粹的对美感的欣赏，因为乳房的美丽是依附于女人健康的身体的。如果生命因此而失去了鲜活的感觉，那么乳房给予女人的便只有痛苦和灾难。所以，我们每一个女人都应该像爱钻石一样珍爱自己的乳房。

乳房——世上最贵的房子

乳房是什么？

在很多人看来，我这个乳腺科医生问这个问题显得很可笑，对吧？

"乳房谁不知道？不就是女性身上的一个器官吗？"

"乳房就是女性的象征呗！"

"乳房主要就是起到哺乳作用的呀！"

"乳房是一种女性美的标志吧！"

······

这些答案都对。一直以来，乳房都是我们女性美丽和魅力的象征，甚至很久以前就被作为美的象征而出现在各种艺术作品中。那么，为什么如此美丽的乳房只长在女人身上，而男人的胸部却那么平坦呢？

在青春期后，男人和女人在荷尔蒙的刺激下，开始产生新的差异，比较有代表性的就是乳房差异。乳房是在雌激素和黄体酮的共同作用下发育的。雌激素促进乳腺管的发育，而黄体酮负责促进乳腺细胞的发育。女人因为乳腺发育，胸部才会变得丰满，而男人就只有像一颗痣一样的乳头伏在胸上，一生也不会有什么特别的功能。所以，在男人绝对不能替代女人的事情中，哺乳就是其中之一。

人们都纷纷说现在的房价不断上涨，哪里的房价最高，哪里的房子最贵，但作为一名乳腺科医生我想说的是：世界上最贵的"房子"就是女人的乳房，因为它代表着生命、青春和力量，甚至关乎着一个家庭的幸福与未来。这远比一栋花上成百上千万人民币买来的钢筋水泥铸成的大房子更有意义。不是有句广告语说了嘛"有爱才有家"——有健康的身体，有温柔的妈妈，有承载着家庭未来的孩子……你瞧，这是一个多么温暖、多么"富有"的家庭！

作为身体器官之一，作为女性性征的标志，乳房既可起到哺乳的作用，又被赋予了健康与美。如果说眼睛是心灵的窗户，它会诠释你心中的秘密，那么乳房就是你独特魅力的表达，让你尽显女性的婀娜、性感和健康……但是，你只知道乳房的功能，能真正了解乳房的结构吗？什么样的乳房是健康的？什么样的乳房易患病？……其实这些都应该是大家，尤其是我们女性朋友应该关注的。

我们的乳房结构分为：外部结构和内部结构。外部结构主要包括乳头、乳晕及乳房皮肤。乳头位于乳房的中心部位，两侧对称。乳头小的如桑葚，大的如缝衣服用的顶针，表面呈粉红色或棕色，高低不平，其上有许多小窝，为输乳管的开口。而且，乳头还是最大的皮肤与乳腺的粘连点，所有的结缔组织隔膜和输乳管都汇集于此。

乳头周围皮肤色素沉着较深的环形区域就是乳晕，其直径大约在三四厘米，色泽各异，通常在青春期时呈现玫瑰红色，在第一次妊娠后颜色逐渐变黑。乳晕上有一些小突起，较大而表浅，被称为"乳晕腺"，主要用来分泌油脂，保护娇嫩的乳头、乳晕及婴儿的口唇。

皮肤自然是乳房最基本的支撑了，主要用来支撑乳房的重量，让乳房既能在皮下有一定的活动度，又能在直立时保持坚挺的外形。

说完了大家都比较熟悉的乳房外部结构，再来说说可能只有我们乳腺科医生才熟悉的乳房内部结构。

乳房的内部结构主要包括腺体、导管、脂肪组织和纤维结缔组织以及神经、血管、淋巴管等组织。乳腺分为15～25个腺叶，每个腺叶又分成若干个腺小叶，每个腺小叶又由10～100个腺泡组成，就好像我们经常吃的橘子是一个整体，但里面又可分成十几个橘瓣一样，每一瓣都有它的独立性。

乳腺小叶的数目和大小因人而异，而且同一个人在不同时期也有所不同。每个腺小叶就像是一颗埋在脂肪里倒着生长的小树苗，树梢的"叶子"就是乳腺的腺泡。女性在生产后，就是这里产生乳汁，然后乳汁再通过"叶茎"（小乳管）流到"树干"（输乳管）里。

终末导管接近腺泡处，腺泡管及腺泡通常是乳房囊性增生病和乳腺癌的主要发生部位。输乳管在乳头处比较狭窄，向内延伸膨大成为输乳管窦，有储存乳汁的作用，但这里也是导管内乳头状瘤的易发部位。

乳腺小叶之间有脂肪和结缔组织，主要作用是保护乳腺组织。事实上，乳房本身并没有肌肉组织，因此我们平时做的一些针对胸部肌肉的锻炼只能让乳房附近的肌肉变得更发达，使其支撑力变好，从而让乳房不会下垂、外扩，显得丰满、坚挺，但却不能让乳房本身变大。乳房是否丰满，取决于乳腺组织的腺体量和脂肪量的多少。所以，想要拥有丰满的乳房，关键就是让乳腺血运畅通，增加乳腺的脂肪含量。

乳腺位于皮下浅筋膜的浅层与深层之间。浅筋膜浅层由皮下伸向乳腺组织内形成的条索状小叶间隔包绕在乳腺叶和乳腺小叶之间，将乳腺腺体固定在胸部的皮下组织之间，以便我们在站立时乳房不致下垂，所以也称其为乳房悬韧带。但悬韧带会因为怀孕而被拉长，或因老化松弛而失去支撑力，令乳房下垂。

除了上面这些结构外，乳房内部还分布着密密麻麻的血管、淋巴管和神经等。乳房内的血管对乳腺起着营养及维持新陈代谢的功能，在外科学上具有重要意义；乳房静脉与淋巴管伴行，在乳腺癌的血循转移中具有重要意义。在女性妊娠过程中，乳房脉管的数量和直径都会出现增大，而在退化时又总是不完全。在月经周期过程中也会出现这样的变化，一般月经来潮后出现退化，月经初期开始出现增殖，这也是为什么我们认为月经干净后第三到七天是女性进行乳腺手术或拍X片的最佳时机的原因。

乳房内还有神经组织，主要对乳房内部组织起协调作用，同时与中枢神经系统保持联系，成为机体的统一组成部分。而且，乳头、乳晕处的神经末梢最为丰富，感觉也最为敏感，一旦出现乳头皲裂等病变时，疼痛感也最为剧烈。

开篇就这样介绍了一些略显专业的乳房知识，虽然我已很尽力地将医学上这些专业的知识和术语简化了，但大家读起来可能还是会感到有些枯燥。不过，这是我们了解乳房、关注乳房比较重要的一步，我希望大家能够耐心地读完，然后我们再一起慢慢了解和讨论有关这座世界上最贵的"房子"的健康问题。

乳房——母性、性感、性福、幸福

乳房是女性美的体现，不管是男人还是女人，恐怕都会或多或少地存在着一种"乳房情节"。丰满而富有弹性的乳房，显示着女性的魅力，是一种不可抗拒的人性意志。

同时，乳房还承载着女性的重要生理功能。归纳起来，乳房的生理功能主要有三"性"，首先就是大家熟悉的哺乳功能，即"母性"；其次是作为女性的第二性征，即"性感"；第三，就是参与到性活动当中，即"性福"。拥有这三"性"的女人，一定是个健康、幸福的女人，是一个令人羡慕的女人。

哺乳是女性乳房最基本的生理功能。对于刚刚出生的婴儿来说，母亲的乳房就是他的天然粮仓。然而不知从何时开始，每每打开网页，翻开杂志，扑面而来充斥双眼的都是些"波霸""爆胸"的美女图片。她们将丰满的乳房或是半遮半掩或是全部展现在人们的视野里，而且这些还很受一些人的追捧。

可是，在男人和女人们纷纷夸耀着或羡慕着胸前有料的那些女性们时，却忘记了乳房的基本生理功能：哺乳。

当然，哺乳的前提是乳腺要发育成熟。女性到了妊娠期后，在雌激素和孕激素的作用下，乳腺就会迅速增生，腺泡增大。生产后，在催乳素的刺激下，乳房内的腺泡就会像遇到伤心事的泪腺分泌眼泪、表达情感一样，开始分泌并产生乳汁，发挥出它正常的哺乳功能。

我的门诊几乎每次都有一些年轻的患者过来，这些患者中的一部分也常常会出现这样或那样的乳腺问题，如乳腺增生、乳腺炎等。每每询问病情，我总能从她们的病情描述中找出一些跟怀孕、生产、哺乳有关的问题。比如，有的年轻妈妈担心乳房下垂，不愿意用母乳喂养婴儿；有的妈妈哺乳方法不正确，结果导致乳房出现问题。

对于第一类患者，我会给她们一些建议，告诉她们：只要母乳喂养方法科学正确，不但不会导致乳房下垂，对乳腺的发育及身体健康还有好处；而对于后一类患者，除了尽快帮她们处理乳腺问题外，我还会教给她们一些正确的哺乳方法，让她们既能科学地喂养宝宝，又能保护乳房的健康与美丽。

除哺乳之外，乳房还是性别的标志，是女性区别于男性的一大外部特征，同时也是女性性感魅力的象征。女人们几乎都知道，胸围与吸引男人注意力之间是有些关系的，这也是为什么市场上有那么多的丰胸产品，而几乎每一种都能让女人心甘情愿地掏钱购买的原因。

其实，这也只是一种表层现象，女人可能永远都无法理解男人对乳房的痴迷程度，就像男人永远无法理解女人的购物情结一样。或许，乳房实在是个完美的部位，男性对女性的乳房情结也永远不可避免。

关于乳房情结，早在上古时期就有所记载。据说在公元前5世纪时，欧洲爆发了希波战争。战争因一个名叫海伦的女人而起，她是希腊最美丽的女人。这个女人本来是斯巴达王后，后来被波斯王子拐走，希腊人为此大动干戈，终于在特洛伊战争中夺回了海伦。据说波斯王子之所以色迷心窍，皆因为海伦有一对美艳不可方物的妙乳。

传说总归是传说，但也足以说明女性的乳房所呈现出来的巨大魅力。女性的乳房参与着女性体态美的构建，拥有一对丰满、对称且外形漂亮的乳房，是女子健美的标志。当然，单从乳房的角度来说健美也是不完全的，身材的匀称才能更加充分地展现女性的魅力。

乳房的第三个重要的生理功能就是在性活动当中的重要作用。在性活动中，女性柔软的乳房可以让男性产生兴奋感。据统计，如果把女人最诱人的部位让男人去选，有70％的男人会选择乳房。而在每一次完美的性生活中，爱人触摸、爱抚、亲吻等性刺激又可以引起乳房的反应，如乳头勃起、乳房表面静脉充血、乳房胀满增大等。而且随着性刺激的加大，这种反应也会逐渐增强，至性高潮来临时，这些变化达到顶点，消退后逐渐恢复正常。

乳房的这些反应既有利于和谐的性生活，增进夫妻间的感情，又能促进乳房本身的"再发育"。有不少女性在经过一段时间和谐的婚姻生活后，本来平坦的乳房往往会出现不同程度的增大现象。这主要是因为，在性活动当中，乳房的充血、肿胀及消肿的周期性变化可以较大程度地促进乳房的血液循环，令人体内分泌功能更加完善，并可以在一定程度上降低乳腺疾病的发病率。

在临床上，一部分患有乳腺肿瘤的朋友，在经过详细的病情了解后通常会发现她们较长时间缺乏夫妻生活或性生活不和谐。由于缺乏相应的性刺激，长期处于性压抑状态，乳房缺乏周期性的生理变化，患乳腺疾病的概率也会增加。而且在和谐的性爱过程中，女性的乳房经常会得到其配偶的触摸，即使出现一些病变，也比较容易被及时发现。

拥有以上"三性"的女人一定是幸福的，因为她拥有可爱的孩子，拥有健美的身体，还拥有着充满爱与和谐的家庭生活。

那么，患病的乳房呢？

乳房是女性的象征，是女性的骄傲。为了让它变得更加美丽、丰满，人们不惜束胸、丰胸，但乳房也可能会因此出现许多疾病，如：乳腺增生、乳腺炎、乳腺肿瘤，甚至是乳腺癌。

但是，乳房绝不只是我们生命的一小部分，当我们选择生命大于乳房时，就可能要面对这样的一个场景：一个患了乳腺癌的女人被推上冰冷的手术台，她袒露出来的乳房是优美而富有弹性的。然而，一把锋利的手术刀深入进去后，很快，这个漂亮的半球体就不存在了！而如果她和她的先生任何一方不能理解乳腺癌及与之相关联的这个"全乳切除手术"，那么她的幸福也会就此破碎，噩梦也将从此开始……

可见，乳房对每个女人都是同样重要的，它不仅关乎着女人的母性、性感和性福，更关乎着女人一生的幸福。乳房是伟大的，同时也是脆弱的，所以，花点时间在你的乳房上吧！爱护它、关心它，让它健康地陪伴你一生。

和乳房的亲密"私房话"

乳房是我们女性最为私密、最为重要的器官之一，同时也是我们身上重要的受内分泌调控的器官。它的生长和发育有赖于我们体内多种激素的协调作用。大家可能会知道一些常识，我们每天的喜怒哀乐等情绪变化，直接影响着体内激素的水平，也影响着乳房的健康。要想成为一个健康的女人，大家就要学会细心聆听乳房"偷偷"讲的那些"私房话"，了解乳房的特点，留意乳房的"情绪"，这样才能更好地呵护它，让这座世界上最贵的"房子"健康、平安。

首先，我们来听听乳房都会告诉我们哪些"私房话"吧！

我为什么会比别人小

据医学界的有关人士估计，中国女性至少有20％属于小乳房甚至平胸者。这也让这部分女性感到很自卑，甚至或多或少地出现一些心理问题，如担心自己缺乏吸引力、不能哺乳等。

其实，我们大可不必这样自惭形秽，除了因外形的不足会影响女性线条之外，小乳房并不是什么缺陷，在腺体结构、神经分布等方面，与丰满的大乳房相比也没什么区别。而且在西方还曾有一段时间特别盛行小乳房，以小巧秀美的乳房、甚至性征不突出的平胸为美。由此可见，人们对乳房大小的喜好就像我们的时装一样，都是没有固定标准的，也是难以确定好坏的。

那么乳房为什么有大有小呢？有的女性朋友说，我就是想让乳房丰满一些、大一些，我喜欢大乳房，可它就是不听话，到底是什么原因？

首先，乳房与人种、家族遗传都有一定的关系。

其次是与我们平时的营养状况有关。乳房的发育与全身其他部位的发育一样，缺乏营养也会出现发育不良。体型较为瘦小的女性，胸部多数会比较平坦；而肥胖者胸部通常较丰满。吃牛肉、喝牛奶的女性，当然也会比吃素食的女性乳房发育得更丰满一些。

再就是与我们自身的激素分泌有关。体内雌激素水平低下，对乳腺细胞的发育影响小，乳腺细胞数量就会不足，同时脂肪堆积也会不足，乳房自然也会发育得扁平而偏小一些。

乳房是我们女性吸引力的象征，可能不少人都比较喜欢大乳房吧？认为大乳房比较丰满、性感、美丽。实事求是地说，乳房大一些确实比较美观，但小乳房的功能也不比大乳房差呀！没有证据表明乳房的大小与性爱的兴趣或性反应的程度有关。相反，拥有大乳房的女性也有很多烦恼，比如为了找一件合适的内衣，可能得多走几家内衣店；当好不容易看上一款样式不错的内衣时，却被告知"对不起，这款没有您要的尺寸"；在拥挤的人群中，有时还会遇到有意无意的碰撞……这时，你可能会认为这都是"胸大惹的祸"吧？而且过于丰满的乳房一旦护理不好，中年后还容易出现下垂或外扩现象。

所以，胸部并非越大越好，只要是健康的，大小与自己的身高、三围比例相协调的，就是最美丽、最吸引人的乳房。

我为什么没精神

不是所有的乳房都是丰满、坚挺、性感的，有的乳房也会出现松弛、萎缩、干瘪、下垂等现象，尤其是一些步入中老年的姐姐、阿姨们。之所以如此，是因为随着年龄的增加，人体各项器官的功能都会减退，尤其是卵巢功能会退化，使体内的内分泌激素水平和调节功能下降，导致乳腺萎缩，皮肤松弛，乳房自然也会变得下垂。

另外,一些刚刚结束哺乳的妈妈们,也会发现自己的乳房出现松弛、下垂现象。这是因为哺乳停止后,体内雌激素水平降低,乳腺组织张力降低,妊娠期间绷得过紧的皮肤弹性变差,乳房便会下垂了。

还有些年轻姑娘热衷于减肥,不吃这个,不吃那个,就是为了享"瘦"。结果一段时间后发现,肥是减下去了,可乳房也变得瘦小,甚至下垂了。这是因为减肥也会导致乳房内的填充组织减少,皮肤松弛,以至出现了下垂。所以说,减肥有风险,姑娘们要谨慎!

聊完了与乳房的"私房话",我们再来了解一下乳房的"情绪"吧,这对帮助我们关注乳房的健康,及早发现乳腺疾病有着很重要的意义。

乳房还能有情绪吗?

我要告诉姐妹们的是:"乳房有情绪。不但有,它的情绪表现得还很明显呢!"

比如,当我们的乳房看起来"容光焕发"时,就是它最美、最健康的表情。此时的乳房,皮肤白皙而有弹性,呈现出半球形的外观,大小适中、左右对称,乳头无内陷,整体看起来都是娇柔美丽的。这是乳房的内部结构正常、血液循环通畅时的"表情"。

当乳房出现红肿、发胀、疼痛,就是急性乳腺炎的表现。这种炎症多发于哺乳期的妈妈们身上。但有一种名叫炎性乳腺癌的恶性疾病也会表现出类似的症状,所以大家要特别注意!一旦发现以上症状,应及时到医院就诊。

如果乳房出现肿块时,也是它的不良"情绪表现"。通常,生长缓慢、界限清晰、表面光滑的肿块多为良性肿瘤,随月经周期忽大忽小变化的肿块常为乳腺增生;而当乳房出现增长迅速、边界不清的肿块,甚至乳房表面还出现了小酒窝时,你要注意了,千万别以为那小酒窝是在朝你微笑,它可能正朝着你狞笑呢!因为当乳腺癌病变侵袭到起支撑作用的乳房悬韧带时,癌肿表面的皮肤就会出现内牵、凹陷而形成小酒窝;乳房皮下淋巴管在受到侵袭时,也会出现局部水肿,造成乳房皮肤表面出现点状凹陷。这些都是乳腺癌的特有体征,所以此时你要做的事情就是及早去医院就诊。

随着癌肿的长大，周围被破坏的组织增多，乳房的形状也会发生变化，如肿块凸显出来，甚至弥漫成片；乳头破损结痂，有的甚至会出现皮肤溃烂、破损；腋窝及锁骨上区有肿大、变硬的淋巴结。这些多数情况下都是乳腺癌发展到晚期的征象。

大家看看，咱们的乳房在健康与不健康的状态下，所表现出来的"情绪"是不是明显不同？在生活中，如果我们所爱的亲人、朋友表现出一些愉快或不愉快的情绪，我们是不是一下子就能感觉出来？对于我们自身来说，乳房也是我们的一位亲密朋友，那么它平常所表现出来的各种情绪我们也同样应该熟知，因为这是与我们的健康息息相关的。你爱惜它、关注它，为了它的健康着想，它反过来才会与你健康相伴。

女人，应该好好呵护自己的"双峰"

来我门诊就诊的女性，不论她们的乳房是否会查出问题，我都会提醒她们：一定要学会呵护乳房，这样才能让乳房永远保持健康、美丽。有些女性朋友一听，往往会一脸茫然地问："啊？乳房还需要呵护吗？那要怎么呵护？是涂丰乳霜还是吃什么保健品？"

我相信这也是很多关注自己乳房健康的女性都想知道的问题吧？不得不说，现代大多数女性的保养观念仍旧停留在面部和身材的保养上，但我要告诉大家的是：隐藏在我们内衣底下的"双峰"更需要呵护，而且还需要我们用心地呵护。但是，乳房的呵护并不是要你涂抹丰乳霜，或者吃一些昂贵的保健品，而在于我们日常生活的一些细节上。也就是说，我们要从日常生活中的细节上学会呵护乳房。

我先问大家一个问题：你认为你全身上下哪里的皮肤最薄？是面部，还是手部？或者臀部、腿部？

都不是。我们的整个乳房，包括乳头和乳晕部分的皮肤，比我们身上任何部位的皮肤都要薄。尤其是乳头和乳晕的皮肤，更是娇嫩得不得了，所以也更需要我们加倍地呵护它。

与乳房接触最多的东西就是我们平时所穿的内衣了，它几乎可以说是我们女性的"贴身小棉袄"了！所以，内衣一定要选择大小合适，质地柔软、透气、吸湿性强的棉质内衣。在运动时，还应该穿上合体的运动内衣，这不仅能让你运动起来得心应手，更重要的是它能保护你的乳房。因为乳房是没有骨骼和肌肉支撑的，任何剧烈的运动都会令乳房组织支撑结构受到震动而下垂，甚至会引发一些乳房组织损伤。所以，运动时我们应穿上款型设计上支撑力强和收束性好的运动内衣。

不过，内衣虽然是乳房的"守护天使"，但也不能让"天使"全天24小时都工作，"天使"也是需要休息的。所以，当我们睡觉休息时，也应让"守护天使"休息一下，脱下你的内衣后再入睡，这样可避免乳房因持续受压而出现血液循环不畅和乳腺管不畅。

国外有人曾经做过一个调查，称"每天戴胸罩的时间超过12个小时，患乳腺癌的概率几乎是佩戴时间较短的人的21倍"，听起来是不是很可怕？还有更让你目瞪口呆的呢！"如果连睡觉都佩戴胸罩的人，这个概率则会跳到113倍！"当然，该调查可信程度还有待商榷。但是，长时间穿过紧的胸罩，会压迫乳房中的淋巴及血管，导致循环不畅，从而产生一些相应的疾病，我的门诊就时常遇到因为穿过紧、带钢托的内衣而导致乳腺急性皮下淋巴管炎的患者。所以大家要记得，休息时一定要摘掉胸罩，让乳房也透透气。

在呵护乳房的过程中，乳房的清洁和卫生也很关键，这可以帮助我们维护乳房的健康美。不过，我们的乳房是个很怕热的器官，洗澡时水温不宜过高，同时也不能在过热的水中长时间浸泡，这会令乳房的软体组织变得松弛。在清洗乳房时，别忘了对乳头和乳晕部位的清洗，尤其是一些乳头凹陷的患者，更要注意认真清洁，免得里面藏污纳垢，产生炎症。

乳房的清洗方法是很重要的，有些女性在清洗乳房时喜欢用香皂，觉得这样能洗得更干净。我告诉大家，这样做正在犯一个大错误！为什么呢？因为香皂类的清洁用品会洗去皮肤表面的油脂保护层，碱化乳房局部的皮肤，时间一长，就会使乳房局部皮肤的防御能力下降，出现乳头皲裂，细菌容易入侵、感染的情况。其实最好的清洗方法就是用温水清洗，清洁的同时还可以进行适当的乳房按摩，促进乳房的血液循环。

一说到按摩，不少朋友就觉得这是件又困难又麻烦的事。那么我来教给大家一套既简单好学又效果显著的按摩方法。大家跟我来学一学，具体方法是：

（1）身体自然站立，以双手手掌分别托住两侧的乳房底部，然后轻柔地由下向上推送乳房20次。注意：手掌在向上推送时，不要超过乳头的水平线。

（2）以乳头为中心，双手以环形掌的方式，轻轻地在乳房上揉圈20次。当手掌进行到乳房上方再向下时，注意不要太过用力。

（3）将双手掌心分别放在两个乳头的部位，以缓慢的速度振动1分钟，振动30～50次。

（4）再用双手的拇指和示指轻轻揪住乳头牵拉10次。这个步骤很重要，尤其对有乳头内陷的姐妹很有帮助。

（5）接下来叉开双手的五指，分别从乳房外侧向乳头部位慢慢梳理1分钟，约30次。

（6）最后再以乳头为中心，双手以环形掌的方式，轻轻地在乳房上揉圈20次。

上述动作每天至少一次，从（1）～（6）完整做完才算按摩完毕。

在洗澡时经常用我教给大家的这套方法进行按摩，可以有效地刺激乳房，增加局部血液循环，促进乳房发育，预防乳房下垂，让乳房变得丰满而有弹性。

乳房是女性的第二性征，它的发育有赖于体内性激素的作用，性激素可以促使体内的脂肪在乳房和臀部堆积。不过，大家可能不知道，在一个月当中，性激素的分泌也是不平均的，当然对乳房的作用也是不同的。有人认为，月经的第11、12、13天是丰胸的最佳时期，第18、19、20、21、22、23、24这7天次之，这10天被认为是激发乳房脂肪积聚增厚的最佳时期，也是乳房由平坦逐渐变得丰满的原动力。我认为，这种说法有一定的道理，这10天正值大多数女性体内性激素水平的两个高峰期。因此，有人建议应该好好利用这种与生俱来的资源，把握好这10天，进行一些健胸运动、乳房按摩等丰胸行动，同时可以多吃些能促进激素分泌的食物，像豆类、坚果、木瓜等，多喝些牛奶，但要少喝咖啡、可乐等饮料。

另外，大家每个月还要进行一次乳房的自查，对于具体的自查方法后面我会详细地教大家。同时每年还应到正规医院进行一次专业的检查，有效地早期发现一些乳腺疾病。乳腺超声检查是一种不错的选择，可以发现小于0.5厘米的肿块，大家也可以到专门的乳腺门诊，请专业医师进行触诊检查。

总之，呵护乳房必须从自身做起，同时还要找到正确的方式去表达我们对自身的这种关爱，养成良好的习惯，注意生活细节，学会自检，定期体检，这些都是帮助我们保养乳房、化解"胸部危机"的好方法。希望我们每一个热爱自己的姐妹都能够做到这些，让自己活得健健康康、漂漂亮亮的。

不必担心——乳房大小不一样很正常

到我门诊来就诊的女性，大部分都因为乳房有某种明显的不适症状，比如乳房疼痛、肿胀、乳头溢液，或自己触到乳房里有肿块等，也就是乳房有比较明显的病症。但还有一部分患者，并不是感觉乳房哪里不舒服，而是发现自己的两个乳房大小不一样来就诊的，而且这种情况还不少见。

比如有一天，我正在门诊出诊时，来了一位年轻的妈妈，二十六七岁的样子，体型微胖，满脸的无精打采。

"大夫，我从怀孕起就发现我的两个乳房不一样大，右边的要比左边的大一些。宝宝出生后，我经常让他吃右边的奶水，想着也许这样能让右边的乳房变得小一些。但现在宝宝9个多月了，我的乳房还是右边的大一些。您给我看看，我这是不是有什么问题呀？"

我一边听她叙述病情，一边示意她掀开衣服，让我查一下。一看，果然她的右侧乳房要偏大一些，但并不是特别的明显。全面检查了一下，发现乳腺还是比较健康的，没什么问题，就是左侧的乳头有点溢乳，想必是她用右侧乳房哺乳较多，左侧乳房有些多余的乳汁溢出。

看完后，我告诉她说："你不用担心，你的乳腺挺好、挺健康的，也没发现乳腺炎什么的。这样，我给你开个B超单子，做个B超检查，再确认一下，好不好？"

"好的，大夫，您开吧！"

我给她开了单子，她出去了，我继续给其他患者诊断。过了大概20分钟，她拿着B超报告回来了：她的乳房一切正常。

我拿着报告单给她看，笑着说："你看，这下放心了吧？你的乳腺挺好的，好好喂宝宝吧！"

"那为什么我的乳房一个大一个小呢？"显然，她对我给出的这个答案并不是太满意。看来，我有必要给她解释清楚这个问题。

"其实严格说来，我们女性的两个乳房本来就不完全一样大，更准确的说法应该是'大小相似'。一般从10岁开始，女性的乳房开始发育，但有些人会出现一侧乳房的发育早于另一侧乳房的情况，使乳房看起来一大一小。这通常是因为对体内雌激素、孕激素敏感性较强的一侧乳房先发育，而且生长较快造成的。随着身体发育的逐渐成熟，一般两侧乳房的大小会趋向一致。不过，即使发育成熟后的乳房，通常也难以完全一致，只是我们平时不太容易发现罢了。"

"啊，原来是这样的呀！说实话，把我吓得够呛，我以为我这是得了什么病呢！"她笑着说。

"对呀，两个乳房不一样大并不一定是疾病，你现在不用担心了！另外还有个原因，就如你说的是怀孕后才发现的，那么可能是怀孕期间体内的雌激素和孕激素分泌增加，乳房变大，导致差异就显现了。"

事实上，因为乳房不对称而来就诊的患者还是比较多的。不少青春期的女孩子自己还不好意思来，得由家人陪着，非常羞涩地来问我：

"大夫，这乳房大小不一样是怎么回事？"

"这是不是一种病呀？"

"是不是需要手术矫正啊？"

······

如果只是乳房大小稍有不同，或外形稍有不对称，多数情况下都是正常的，是一种先天性的乳房不对称，原因就像我刚刚对那位患者所说的那样。

当然，如果两侧乳房大小相差格外悬殊，或者一侧忽然变得肿大，那么就应该及时就诊，这很可能预示着某些乳腺疾病。我曾经接诊过一位漂亮的小姑娘，她的舞蹈老师发现孩子练功衣下的胸两侧高低不一，就提醒了孩子母亲。经诊断，小姑娘右乳上长了一个拳头大小的巨纤维瘤，把妈妈吓坏了。但经过了及时的手术，孩子很快恢复了健康，半年后来院复查，手术切口已经快看不出来了。

乳房也有因后天发育而不对称的，这类情况主要发生在生育哺乳过的女性朋友身上。比如，有些妈妈在给宝宝喂奶时，姿势和方式不正确，经常用一侧乳房给宝宝喂奶，在断奶后，这侧乳房组织就会萎缩得比较严重，结果导致两侧乳房不对称。这也提醒那些还没有生宝宝的女性朋友，以后在给宝宝喂奶时，一定要两侧乳房均匀地使用，避免乳房出现不对称的现象。

如果女性朋友觉得乳房这样影响美观，也可以自己进行矫正。比如，多加强乳房较小一侧的肌肉锻炼，平时有意识地多用这一侧的手提、捧重物，可以在一定程度上健壮胸肌，增大乳房。

另外，也可以用另一侧手轻压较小一侧的乳房，按顺时针方向按摩，每天进行3次，每次按摩30下，也能起到增大乳房的作用。当身体发育成熟，身材定型后，如果两侧乳房一大一小异常悬殊，采用上述自我矫正的方法仍然无效时，考虑手术矫正也可以。

不必惊讶——你可能不只"两个乳房"

如果你在进行乳腺检查时，有医生告诉你：你有三个或四个乳房，你是不是感到特别紧张或惊讶？

"啊，那我是不是有什么乳腺疾病呀？"

"哎呀，那说明我不正常吧？"

……

其实大家大可不必担心，因为这并不是什么乳腺疾病，只不过是你多长了一个或两个"副乳"而已。我们在临床上发现，有3%～5%的女性会存在副乳。

副乳的问题也是近年来许多女性朋友特别关心的问题。我给大家简单地讲一讲。什么是副乳呢？

既然叫"副乳"，顾名思义，就是多出来的乳房。有许多朋友，除了胸前的一对乳房明显凸起之外，还可能在腋窝、侧胸壁、腹壁甚至大腿根部出现一块多余的组织，有的表面甚至还有像乳头一样的东西，这些就是副乳的踪迹。但副乳的大小并不一样，有的人的副乳能被比较明显地看到，有的就看不见，或者仅有米粒大小的皮肤色素加深。

在临床上，我们将副乳分为先天性副乳和后天性副乳。人在胚胎发育时，胚胎的两侧自上而下从腋窝到大腿根的腹股沟各出现一条乳嵴，这两条乳嵴可以发育成6~8对乳房。但随着胚胎的发育，从第8周起，仅有胸部的乳嵴部分隆起成球，成为日后的一对乳房，而乳嵴的其他部分则退化消失。但是，如果乳嵴的某一部分没有退化，就形成了我们临床上所说的先天性副乳。

先天性副乳又分为两种，一种是完全型，另一种是不完全型。完全型的较少，它的特点就是既有腺体也有乳头，不过这个"乳头"多数情况下都只是在副乳表面的一个"小黑点"。不完全型的就比较多了，它的特点是只有一小团腺体"寄生"在你的皮下脂肪里，比如腋窝或是身体两侧的部位。

不过，即使是不完全型的副乳也会给我们的女性朋友带来烦恼。大概上个月，我的门诊就来了这样一位患者，是一位年轻的女性。她是什么问题呢？她的问题就是怀孕后在两侧的腋下各长出一个肿物来，生完宝宝，退奶后肿物仍然没有消除，这种情况已经有两年多了。她说，因为腋下会露一块肉出来，夏天不管多热的天，她都不敢穿无袖衫。而且更让她烦恼的是，只要平时一活动，这块多余的肉就会胀痛。每次一热，一出汗，那里还会因为流汗而发出异味。

她这个就是先天性的副乳。没办法，爱美之心人皆有之，而且这个副乳的确也给她的生活带来了不便，最后她在我们这里选择了手术切除。当然，手术后也就不用担心副乳会再长出来了。

后天性副乳又被称为"假性副乳"。说它是"假性"的，自然是因为它不是先天就具有的，而是后天形成的，并且副乳里没有腺体组织而是些脂肪组织，大多数是因为后天肥胖或穿衣不当导致的。比如，有些女性有一些错误的认知，认为小一号的内衣可以挤出乳沟，让胸部看起来更坚挺、更丰满一些。可是她们忽略了一个问题，那就是佩戴过小的胸罩，钢圈和罩杯相对包覆性都不足。长时间地挤压乳房，会令乳房周围的脂肪被挤到外面来，乳腺也会朝着没有包覆到的腋下发展，副乳就这样被挤出来了。这种不正确的穿衣习惯，就这样"帮助"我们形成了副乳。

既然副乳可能会疼痛，甚至可能引发疾病，那么应该怎样处理它呢？我告诉大家，即使有副乳也不用紧张，因为它患病的可能性与你的"正常乳腺组织"一样，如果没有症状可以不做处理。当然也有很多有副乳的女性，会像我上面说的那位患者一样，因为影响美观而选择手术的方法切除。还有如果你的副乳凸起组织过大，或它经常与皮肤摩擦导致皮肤反复出现湿疹困扰，或带来生活上的其他不便，或者副乳内出现了肿瘤甚至癌肿，那我们就考虑要把它切除了。关于副乳的手术，我们一年会做很多台。对于副乳肿物，由于它具有一定的恶变概率，所以及时进行手术的意义也就不仅仅在于单一的美观了。

现在副乳的切除有两种方式。如果经过检查，发现副乳内有乳腺组织，就需要将副乳的腺体去除，这时可选择切除手术。在手术时，我们会沿着腋下的皱折线，开2～3厘米的切口，伤口会隐藏在腋下。而如果是因为穿衣不当，或单纯性的脂肪囤积形成的假性副乳，通常可以利用抽脂手术来将它去除，伤口在0.5厘米左右。

除了手术方法外，按摩的方法也能在一定程度上消除副乳，尤其是可以消除后天性副乳。比如，经常做扩胸运动、瘦手臂运动等，利用胸大肌及手臂肌肉群压缩，带动改良副乳的情形。

我推荐给大家一个方法，就是每天早晚对副乳进行按摩。具体方法是：双手自然下垂，看到腋下到胸部之间有内凹和外凸部分。对内凹部分，用拇指和中指以恰当的力气反复柔捏；对凸出部分，用拳头以指关节的力气将突出的副乳由外向内推。每天重复30遍，坚持下来可以达到减小甚至消灭副乳的效果。

另外，平时一定要佩戴合适的胸罩，选择胸罩的尺寸要准确。现在很多内衣从业者会针对女性的副乳问题推出一些功能内衣，也就是全罩杯、高侧比、宽肩带的内衣。可能很多女性朋友觉得这种内衣一点儿都不性感，但这确实能帮助大家改善胸型，防止副乳的产生。它的全罩杯能容纳更多的脂肪，让腋下及胸部周围的多余脂肪都进入到罩杯内；全罩杯就像一道高墙，固定住晃动的脂肪，让多余的脂肪不至于跑出来；而宽肩带则能减少对脂肪和肩部的压力，让脂肪没有隔离区，不至于形成副乳。佩戴这种胸罩坚持一段时间，副乳的脂肪组织是有机会移到正确位置上的。

当然，如果发现副乳出现不适症状，如疼痛、肿胀等，一定要及时到正规医院就诊。

关爱女人乳房健康从男人开始

女性的乳房对男性充满了吸引力。我们不敢断定所有的男性都在意女人的乳房，但肯定有一大部分男性希望自己的妻子或女友拥有美丽健康的乳房。

这就出现了一个问题：男人虽然希望自己的妻子或女友拥有迷人的乳房，可却认为乳房的保养都是女人们自己的事，跟他们没关系。

这种观点是错误的。关爱女性的乳房健康应该从男人开始。一个男人如果爱你的妻子或女友，就应该给予她更多的关爱，并且学会跟她一起关爱她的乳房健康。

说到这里，恐怕不少男同志就要疑惑了：

"哎呀，她的乳房又不是长在我身上，我怎么关爱呀？"

"给她买漂亮的内衣，算不算关爱？"

"乳房有什么可关爱的？不是好好地长在那里吗？"

······

我有一位患者，有一次来就诊时是她先生陪着来的。她是感觉乳房疼痛，还摸到了小肿块，害怕是什么不好的病，就拉着先生一块儿来了。检查后，我告诉她只是有些乳腺增生，没大碍，按时来复查就行了。我给她开了点药，又嘱咐她平时的一些注意事项。

最后，我微笑着对等在一旁的她的先生说："先生也要多多关爱妻子啊，会有利于妻子的乳房健康。"

"我很关爱她呀，给她买了很多保健品，希望她健康。可这乳房的事儿跟我有啥关系？那都是你们女人的事儿！"她的先生一脸不屑地说道。

瞧瞧，我们的男同志们多么无知！我忍不住想批评了！买保健品就是关爱妻子的乳房健康吗？大部分的保健品既不能预防乳腺增生，又不能治疗乳腺增生，而且很多保健品中还含有各种药物成分，盲目服用不但无益，反而有害！

女人的乳房保养，男人到底都应该做些什么呢？

首先，就是与妻子之间拥有和谐的性生活。美国国家研究所对乳腺疾病发病人群的一项调查表明：晚婚、离婚、孀居、终身未嫁、夫妻感情不睦者，乳腺癌的发病率比较高。这也提示了无性生活或性生活不和谐的女性，患乳腺疾病的危险性较高。而经常有满意性生活的女性，不仅能让乳房保持轻松和富有弹性，还会降低乳腺疾病的发病率。

这是因为，在正常的性生活中，由于丈夫对妻子乳房的刺激，可以促使乳房血液循环加快，使女性体内性激素分泌增加，对预防乳腺疾病及其他多种妇科疾病都有重要作用。同时，性爱还能促进女性体内"β-内啡肽"的分泌，不仅能使人保持快乐的心情，还可以使巨噬细胞的活力增强，从而增强机体的免疫功能。

说到这，又出现两个与女性乳房健康息息相关的问题。一个就是在性生活过程中，男性不要太粗暴。女性的乳房虽然不是专门的性器官，但它属于女性的第二性征，是女性性敏感区之一，所以在两性生活中也起着重要作用。对于男性来说，乳房独特的外形、柔软而富有弹性的手感，会让他们产生愉悦的感受；而对于女性而言，男性温柔地抚摸乳房也可以引起她们的性欲，同样会让她们产生一种快乐的感觉。

可是，有些男性在性爱过程中动作过于粗鲁，不是轻轻地抚摸妻子的乳房，而是使劲儿地挤压，这不但会让女方感到疼痛不适，削弱了性感觉，还可能导致乳房内部组织的损伤。在这里我要提醒男性朋友们：为了妻子的健康，千万别过于粗暴地对待她的乳房。

还有一个问题就是一定要做好避孕工作。不少男性，甚至女性朋友自己，可能都觉得避孕是与乳房健康风马牛不相及的。没做好避孕，怀孕了，不想生做人流就行了，最多可能会引起一些妇科炎症，跟乳房能有何关系？

如果你现在还抱着这种想法，那我就借用现在网上很时髦的一句话告诉你："你out了！"我可以以我的专业知识很负责任地告诉你：人工流产容易引发乳腺疾病，多次人工流产可能增加乳腺癌的发病风险。

这绝不是危言耸听，因为孕妇在进行人工流产后，妊娠过程突然中止，会导致体内激素水平的骤然下降，迫使刚刚发育的乳房一下子停止生长，腺泡变小甚至消失，乳腺复原。但这种复原通常都是不完全的，容易造成乳腺肿块和出现疼痛，并可诱发乳腺疾病。反复多次的乳腺病变，就可能成为乳腺癌的重要诱因之一。

所以，不愿意使用避孕套的男性朋友，关爱女性的乳房健康就从使用避孕套开始吧！

除了以上几点外，丈夫们还可以帮助自己的妻子按摩乳房。适当的胸部按摩不仅能舒缓乳房的紧绷感，让女性的乳房变得更加丰满，还能有效地避免乳房肌肤松弛，延缓乳房衰老，防止下垂。更重要的是，经常进行乳房按摩可以及时发现肿块等乳房病变，从而及早就医。

看到这些，不知道男性朋友们有没有开点窍儿，知道该如何关爱妻子的乳房健康了吗？其实，关爱妻子的乳房健康并不是只给她买高档的内衣、昂贵的补品，还体现在日常生活的细节中。只要我们用心去做，就一定能够让妻子受益。能够让自己的妻子健康、快乐，远离乳腺疾病，这不仅是妻子的幸运，同样也是做丈夫的幸福，不是吗？

乳房健康是如何炼成的

　　我记得在某个杂志上看到这样一句话：女人是花，那么乳房就是蓓蕾。可以说，一直以来人们都将乳房喻为生命的源泉。

　　乳房是伟大的，但同时它也是脆弱的。它为人类带来生命和力量的源泉，却也足以令生命岌岌可危。如今，乳腺癌已经成为威胁女性健康的"头号杀手"。更不幸的是，乳腺癌还会残忍地损毁一部分女性优美的性征与曲线。而完整的形体被破坏，对女性心理的打击和人生的影响，或许比失去生命更具有灾难性。

　　如何才能让我们的乳房保持健康，远离疾病？乳房的健康到底是怎么炼成的？我想这应该是所有女性朋友都关注的一个问题。

　　要想拥有一对健康、美丽的乳房，首先就要养成良好的生活习惯。乳房是女性身上最脆弱的部位，很容易受到疾病的侵犯。一些不好的生活习惯，比如熬夜、酗酒、吸烟、吃不健康的食品等，都容易诱发乳腺疾病。所以，无论你是一位经常宅在家里的"居里夫人"，还是职场上干练十足的"白骨精"，养成良好的生活习惯对乳房的健康绝对是大有必要的。

　　曾有一位给我印象很深的患者，是一位三十出头的都市白领。她一进来，给我的第一印象就是很漂亮、很干练。但之所以能给我留下深刻的印象并不是因为她的漂亮，而是因为在我给她看病的十几分钟时间里，她至少接了5个电话，连我这门外汉都能听出，她电话中谈到的都是工作、业务、应酬之类的，所以和我的交流也不断被电话打断，惹得后面的患者很不满。

后来我了解到，她在一家外企工作，是公司里的骨干。因为一周前公司体检时，她被发现乳房出现了橘皮样改变，而且同侧腋窝还有肿大的淋巴结，体检医生告诉她说，你还是到大医院检查一下吧，她就来我这里了。

我一看，已经是很明显的乳腺癌了。我委婉地把这个消息告诉她时，她一下子呆住了："怎么可能？我这么年轻怎么会得那种病！？"

我在跟她交流时，仔细地询问了她的病史及平时的各种习惯等。这姑娘并没有家族史，但生活习惯却不太好，甚至应该说不是"不太好"，而是"很不好"。由于平时工作忙，她经常加班熬夜工作，有时夜里工作完成了，精神却还处于亢奋状态，睡不着了，怎么办啊？看电影、打游戏、吃夜宵……什么时候困了就再睡，睡眠状态也很差。这前一天晚上睡不好，第二天上班肯定没精神呀，怎么办？喝浓咖啡、浓茶解困。而且因为工作关系，她还需要经常在外面吃饭应酬，甚至因为压力大，有时还会通过吸烟的方式来解压……

听了她的"工作概述"，我既同情她，又替她惋惜，就对她说："姑娘，住院吧，算是给自己的身心放个假。看你不断地接电话说工作，我都替你累！"

这个姑娘的生活状态太过糟糕，以至于让她付出了健康的代价。但这个女孩的生活状态和生活习惯，应该是现今很多都市女性的生活缩影：饮食不规律、睡眠质量差、缺乏运动、精神压力大……这些，都会成为剥夺我们乳房健康的"杀手"。所以说，养成良好的生活习惯对我们乳房的健康很重要。

"民以食为天"，健康的习惯自然离不开饮食。在饮食上，我建议大家最好能遵循"低脂高纤"的原则，多吃些全麦食品、豆类、蔬菜和低脂奶制品等，同时注意补充适当的微量元素，增强身体的新陈代谢，适当控制动物蛋白、油炸食品、快餐的摄入，以免雌激素过多，使乳腺受到过多的不良刺激。另外，酒精也会提高女性体内的雌激素水平，而雌激素水平过高容易出现乳房疾病。所以，有护胸意识的女性还应该禁酒。

说到这，有些女性朋友就问我说："我不喝白酒，我喝啤酒总可以吧？"

很抱歉，我又要扫你们的雅兴了。有研究发现，啤酒即使去除了酒精成分，其他成分仍然会增加泌乳素的分泌，而这种激素也被怀疑与乳腺癌的发生有关。

这又会让很多女性朋友感到奇怪了："既然喝酒和乳腺癌之间有这样的关系，那为什么医生并没有建议我停止饮酒呢？"

这有两个原因：一是大部分医生认为饮酒与乳腺癌细胞的发展证据仍不够充分，二是有研究结果认为适度饮酒能降低心脏病的发生。而心脏病又是女性的健康杀手，因而许多医生甚至会建议通过适度饮酒来预防心脏病。

但世间上的事通常都是这样好坏互参、利弊互见的。该怎么取舍，就看你怎样把握了。我的看法是：如果大家能自我控制，每周仅小酌少量，那么你就是一位"健康"与"雅兴"兼得的有福女性了。

除了饮食外，还要多运动，加强胸部肌肉的锻炼，这也是保持乳腺健康的一个很重要的因素。平时走路和坐立，也要养成挺胸收腹的正确姿势。我常常对来就诊的患者说，要保养乳房，就要"像女王一样走路"。女王什么样？贵族样呀！你如果观察过英国的伊丽莎白女王、戴安娜王妃等人在公众目光下是如何的仪态万方，就一定会注意到她们总是保持着挺直背脊的姿势。实际上，这不但是王室礼仪对她们的训练，也是我们从很小时妈妈就喋喋不休地提醒我们的。挺直背脊走路，不仅能适当地分散脊柱所承受的压力，还能让乳房腺体组织得以放松，有效地防止乳房下垂。

对于成年女性来说，和谐的性生活也是不容忽视的。和谐、美好的性生活不但能调节女性的内分泌，刺激孕激素分泌，还能增加对乳腺的保护力度和修复力度。说到这，可能又有些女性要提出疑问了："性爱不是也会刺激雌激素分泌吗？雌激素过多，不是反而对乳房健康不利吗？"

大家只知其一，不知其二。在孕激素的监督下，性爱所产生的雌激素只能乖乖地去丰胸，根本没有机会导致乳腺增生等疾病。而且，性高潮的刺激还能加速血液循环，避免乳房因气血运行不畅等产生增生现象。

但要注意的是，如果不想要宝宝，在性爱时一定做好避孕工作，而且最好通过避孕套的方式避孕，否则频繁的人流及滥用避孕药物对乳房的健康很不利。有研究表明，反复多次妊娠与乳腺癌的发病率呈正相关。妊娠开始后，在雌激素的作用下，乳腺就开始有了变化。一般在怀孕4周后，乳腺导管及腺泡开始发育，乳腺会出现肿胀、饱满、增大。如果突然中断妊娠，体内的激素水平会骤然下降，使得正在发育的乳腺组织停止生长，腺泡变小以至消失，乳腺逐渐复原。但是，这种复原通常都是不完全的，也是不彻底的，由此就容易诱发小叶增生。长时间增生，细胞就容易癌变。

有些女性会说："我不喜欢避孕套，还是觉得口服避孕药好，又方便，效果也不错，而且还能让乳房增大呢！"

避孕药的确具有很好的避孕效果，有时也会让乳房变得丰满，但我不赞同滥用避孕药。因为避孕药的主要成分是雌激素和孕激素，滥用容易导致内分泌失调。临床上经常发现的如乳房纤维腺瘤、乳腺增生、乳腺癌等许多乳腺疾病，就与雌激素的活跃密切相关。滥用避孕药，很可能会因为外来雌激素的增加而导致乳房疾病的发生。

此外，规律、健康的睡眠，愉快、轻松、乐观的心态，对乳房的健康也很重要。长期忧虑、紧张、烦躁等不良情绪，都会引起体内内分泌的紊乱。相反，心情好了，卵巢的正常排卵就不会被坏情绪所阻挠，孕激素分泌就不会减少，乳腺也不会因受到雌激素的单方面刺激而出现增生，甚至已经增生的乳腺，也会在孕激素的"悉心照料"下逐渐复原。

总而言之，乳房的健康与我们日常的生活习惯等息息相关。健康的饮食、适当的运动、规律的睡眠、乐观的情绪等，都能够在一定程度上保护我们的乳房，降低各种乳腺疾病的发病率。

男人就不得乳腺疾病了吗

说到这个话题，大家一定都很惊讶：男人还会得乳腺疾病？在许多人看来，乳腺疾病就是女人的"专利"，但我今天得告诉大家：男人也会患许多种乳腺疾病，甚至乳腺癌。

有一次，我接诊了一位年轻的小伙子。小伙子24岁，胖乎乎的，患的是男性乳腺增生症。当他来就诊时，嘿，那个震撼呀！因为常常有男性因为患乳腺疾病前来就诊，我当然不会感到意外，但当时来就诊的其他女同志就真有点"不淡定"了，七嘴八舌：

"小伙子，这里是乳腺科，你走错啦！"

"咦，怎么还有个男的在呀？"

……

你们想想，那小伙子当时得多窘迫！在众多阿姨、姐姐的睽睽之下，一个大男人进入乳腺科门诊，这不是让人无地自容吗？

我看出了小伙子的尴尬，赶紧打圆场："男性也和我们女性一样，也会患乳腺疾病的。麻烦大家稍等，我先给小帅哥看看，好不好？"

在诊室内等待就诊的患友们一听，都很配合，纷纷出去候诊了。我见状，示意小伙子坐下，笑着说："没事儿，小伙子，有什么问题慢慢说。"

"我……"他一张口，脸就红了，显得吞吞吐吐，很不好意思。

　　"不怕，慢慢说，我这里经常有男同志来看病的。"我鼓励他说。

　　"啊？真的吗？"他听了我的话，有点吃惊，甚至还有点庆幸。"哇，原来不止我一个男人来呀！"

　　"当然啦！所以你也别不好意思，说吧。"我笑着说。

　　"嗯……是这样的。几年前开始，我胸部偶尔感觉隐隐地疼，到医院做过胸透，拍过胸片，也没发现异常。后来我也就没太在意，想着可能就是因为劳累什么的。可最近一年，疼得越来越频繁，乳房也越来越大，夏天都不知道怎么穿衣服，更别提游泳什么的了，最近谈了个女朋友又吹了……我上网看了看，说应该找乳腺专家看看。我觉得挺不可思议的，我一个大男人，到乳腺科干嘛？可胸这么大下去也不是个事儿，斗争了好久，还是得来看看。"说完，他又很不好意思地笑了一下。

　　"没事儿，小伙子，别不好意思。男性患乳腺疾病的并不在少数。因为男性和女性一样，都有乳腺组织存在，只要有乳腺组织，就都可能会患上乳腺疾病。"

　　听了我的话，他的情绪平缓了一些，问道："还真有男性乳腺病呀？"

　　"当然有啦！来，小伙子，既然你都来了，阿姨就给你瞧瞧，有的话咱就尽快治疗，好不好？"

　　他很配合地掀起衣服。乳房真是够大的，已经快赶上一个姑娘了。

　　我仔细检查完，告诉他："你患的是男性乳腺增生，因为乳房太大了，阿姨建议你手术治疗，切除了多余的乳腺，你就漂亮了。"

　　当听到这个结果时，小伙子显得哭笑不得："我一个大男人怎么还得乳腺增生呀？真让人无语！"

　　我耐心地给他解释说："男性乳腺增生患者还是挺多的，在我们临床上很常见，我还接诊过患乳腺癌的男患者呢！"

　　乳腺疾病，尤其是乳腺增生，并不是女性的专利，男性也时有发生，尤其近些年"小胖墩"越来越多，患男性乳腺增生的患者也就越来越多。男性乳腺增生也叫男性乳房肥大，指在不同时期由各种原因导致的男性单侧或双侧乳房肥大。该病可发生于男性的各个年龄段，通常与男性体内的雌激素水平密切相关。在我们临床上，我们将男性乳腺增生分为原发性生理性乳房增生和继发性病理性乳房增生两种。

原发性生理性男性乳房增生，是由于青春期性激素水平变化导致体内雌激素和雄激素比例失调，以及乳腺组织对雌激素敏感性增高引起的。但这些改变会随着青春期的结束而逐渐恢复。

继发性病理性男性乳房增生主要因为药物诱导、雌激素生成增多及灭活减少或患有其他肝肾疾病等导致。

另外，一些不健康的生活习惯也容易诱发男性乳腺疾病。现在很多男性都肩负着养家的重担，在生活和事业上遇到困难时，都会选择抽烟、喝酒来缓解压力。但过多的烟酒对身体健康是极为有害的，当肝脏灭活雌激素功能下降时，就会引发乳腺疾病。

还有些男人只爱吃肉，不爱吃水果和蔬菜。这样不健康的饮食习惯会影响自身的营养所需，还可能出现脂肪过剩，身体肥胖等现象。而肥胖也是引发乳腺疾病的原因之一。

除了乳腺增生等良性乳腺疾病外，男性还有患上乳腺癌的可能。这种说法再一次让我们的男性朋友瞠目结舌吧？但这种情况在我们临床上却是一种很正常的现象。

虽然男性乳腺癌很少见，大约占乳腺癌患者的0.5%，但我们也不能不加关注。由于男性乳房通常没有小叶及腺泡的发育，所以乳房比女性要小得多；又因为男性的乳腺组织较薄弱，一旦发生乳腺癌，便很容易向四周扩散，用不了太长时间就会蔓延到乳房的皮肤和肌肉组织，这就是为什么男性乳腺癌患者往往在初次就诊时病期就已经是晚期的原因之一。

男性乳腺癌常见于60～70岁之间，对于有乳腺癌家族史、过去曾患乳腺疾病的男性、曾因胸部疾病接受过放疗、肝病（如肝硬化）、因前列腺增生长期服用雌激素类药物等因素，都会增加患乳腺癌的风险。

如果是单侧的、偏心、质地硬、活动受限的乳腺组织肿块，伴或不伴有乳头或皮肤湿疹或溃疡、腋下淋巴结肿大，就要警惕乳腺癌的发生，应尽快到医院检查。千万别因为不好意思、感到难堪等，不去医院，延误治疗，导致不良后果。

第二章

女人一生和乳房纠缠不休的事

从青春期开始，乳房的生长、发育就成了女人羞于启齿又偷偷关注的事。在夜深人静时，你是否也在观察它是否正常生长，或者是否有足够的吸引力？可以说，女人在一生中都会与乳房纠缠不休。

警惕乳腺小问题，避开大麻烦

据统计，90％的乳腺癌都可以通过预防性的乳腺检查发现，而乳腺癌又是一种治疗效果相当不错的疾病，尤其是早期乳腺癌，经过保守治疗既可达到根治，又可以不破坏乳房的外形。但是，一旦乳腺癌发展到中晚期再医治，情况就不容乐观了。你不仅要面对残酷的手术，还要面临放疗、化疗等一系列治疗，死亡率还会大大增加。所以说，平时注意警惕乳腺的小问题，可以避免大麻烦。

话虽这么说，我也希望每位乳腺癌患者都能在刚有察觉时就重视起来，到正规医院就诊，以防疾病恶化，早治疗，早健康。然而来我这里就诊的乳腺癌患者，有许多人明明在问题很小的时候就已经发现了，却因为这样那样的理由，最后耽误了。等到我这里就诊时，已经从没病拖到有病，从本来很轻的病拖成了重病。这样的情况实在令人感到惋惜。

一位五十多岁的老大姐，今年刚刚去世。每当提起她，我就觉得非常惋惜，因为她本身还是一位医务工作者。她的就诊给我留下了特别深的印象。

有一天，她来我这里就诊。

"王大夫，您给我瞧瞧，我这乳腺增生怎么老不好呢？有两三年了，现在感觉越来越重了。"她一进来就这样跟我说。

"是吗？别着急，来，您先坐下，我给您查查。"

我一看就知道情况不妙：她的病情已经很严重了，整个左侧乳房又红又肿，硬硬的，像个小皮球一样，而且乳房表面开始出现小片溃烂。这哪是简单的乳腺增生呀，已经是乳腺癌晚期了！这位的心得有多大呀，还把这当成是乳腺增生呢！

"大姐，您这个增生可有点严重啊！这种情况有多久了？我看可不像一天两天了！"我不敢一下子把坏消息告诉她，只能一点一点地渗透病情。

"有快三年了吧！其实开始也没这么严重，就是发现乳房里有个硬块，吃了一段时间中药也没好。后来我想不管用就算了，反正也不疼不痒的，没当回事儿！"她笑着说，一副特轻松的样子，好像在跟我叙述着隔壁陌生邻居家那谁谁的病情一样。

"那您之前做过详细的检查吗？怎么判断自己得的是乳腺增生呢？"

"没做过检查。我平时工作太忙了，也没时间，而且我自己也是个中医，感觉应该没大事儿。乳房里有硬块不就是乳腺增生吗？还能是啥，对吧？"她完全一副不以为然的样子。

"中间吃过药吗？"我问。

"吃过好几次呢！第一次我自己开的，没管用。大概一年前，我发现这个肿块范围有点大，而且乳房还发红，老不好，我就又让我一同事给我开了个方子。吃了两三个月还是不好，我觉得可能有点发炎，又让我另一个同事给我开了点消炎药，输了一个多星期的液，可这炎症就是不消，真是奇了怪了！本来我还不打算来的，随它去吧。可我家人不让，怕是别的问题给耽误了，非让我来查查。这不，我就来找您了！咳，就他们胆子小，怕这怕那的，有啥可怕的！"

她像爆豆子一样，把她的病史如数家珍地给我叙述了一遍，神情轻松，好像说的是别人的事一样。没错，这就是一个心太大的人，以至于把自己的健康都忽略了！

听她讲完后，我略带严肃地对她说："姐姐，您的这个增生，是个恶性增生，您住院吧。"我为了避免刺激到她，用恶性增生的说法代替了乳腺癌。

"啊？增生还要住院？"她非常惊讶，"这点小毛病还要住院？主任，您这是不是有点小题大做了？"

"'增生'该住院当然也得住院啦！姐，这个可是个不一般的'增生'。住院后，还需要再进行一些认真全面的检查呢！"

"真有这么严重吗？"她直直地盯着我问，似乎要看清我是不是在"小题大做"。但是，我坚定地点了点头。

就这样，她住院了，随后便是一系列的检查，大概五天后确诊为乳腺癌。直到这时，她才知道自己患的根本不是什么乳腺增生，而是晚期乳腺癌。

经过一系列的综合治疗，她的病情得到了控制。可最终还是因为癌症过于严重，一段时间后，原本缩小的病灶再次扩大。她的胸部乃至上腹部皮肤开始大片溃烂。虽然我们很努力地想让她的生命多延续几年，她也很顽强地与癌症进行了斗争，但最终还是没有战胜已经疯狂的病魔，两年后她走了。

其实我们很多患上乳腺癌的病友，活二十年、三十年的是很多的。可这位患者最终才活了两年多，而且最后与癌症斗争得也非常辛苦，令人非常惋惜。这也警示我们，平时乳房有一些小问题时，一定要引起重视。乳腺癌的一些早期征象与乳腺增生很相似，而且有些乳腺增生是可以演变为乳腺癌的。所以如果乳腺增生越来越重，应及时到正规医院就诊，以确定病情，及早治疗。如果是乳腺癌，早发现、早治疗，预后还是非常乐观的。

我的另一位病友，跟上面这位病友的情况完全相反，对自己的健康真的是特别在意。当她发现自己的乳头有一点轻微的内陷，就来我这里就诊了。

"王主任，您帮我看看，我的乳头有一点凹陷，会不会有什么问题？"

我给她仔细检查了一下，她的乳头并不是整个都陷进去，而是内侧有一小点凹陷。我给她摸了一下，她的乳房也没包块，只是这个区域的组织稍稍有点增厚。如果不仔细查看，就会认为只是乳腺增生而已。我说："哟，您还真厉害哎！这样的凹陷，要不仔细瞧，还真看不出来！"

我详细地询问了她的病情，原来她有家族史，有乳腺癌易感因子，我给她开了乳腺B超检查。B超提示，她的乳头旁有一个0.4厘米×0.5厘米、约黄豆粒般大小的病灶。在她的坚决要求下，我给她做了手术，最后的病理结果竟是浸润性导管癌，但因为发现得早，不仅保住了乳房，也不用进行化疗。这位患者预后肯定也是相当好的。

姐妹们看看，前一位病患完全因为自己的不注意，对乳房出现的问题不重视、不警惕，结果耽误了病情，失去了生命。而第二位病患很在意自己的健康，在发现乳房稍有不适时，就及时就诊，最终也再次收获了健康。这两个案例也提醒广大姐妹们，一定要爱惜自己的乳房，警惕乳房出现的各种小问题。

通常来说，与月经周期无关的乳房疼痛、乳房肿块、乳头溢液，是乳腺疾病常见的症状。另外，如果有乳头回缩、乳头反复破溃结痂、两侧乳房不对称、乳头偏斜等情况的出现，都可能是乳腺癌的早期征象，应提高警惕，及时就诊，以免延误病情。一旦病情发展严重，即使最终保住了生命，也可能会为此付出沉重的代价，得不偿失。

挤乳沟的危害——"事业线"还是自然的好

不知道从什么时候开始,"事业线"成了乳沟的代名词。记得在20世纪70~80年代时,我们经常在报刊或杂志上看到"不要过分束胸""过分束胸对乳房有危害"等科普文章,原因是那时很多女孩进入青春期后,对突然发育增大的乳房一时无所适从,而且那时的人比较保守,不肯将青春靓丽的乳房美含蓄地有所展示,通常都是"束之高阁",所以专家经常呼吁女性给乳房"松绑"。

可是,如今人们早已不再将束胸视为美丽,取而代之的是展示或挤压出明显的乳沟了。"乳沟就像时间,只要挤一挤都会有",这是近些年的时尚观念。一些明星不仅要隐约地展示靓乳,更有人为显示自己的胸丰满,还要拼命挤出个乳沟来!越来越多的女性朋友也纷纷加入到挤乳沟的行列之中,展示自己的性感。

这个"事业线"真的像时间一样,挤挤就行了吗?我们的乳房到底要怎样才能既美丽又健康?作为一名乳腺科医生,我认为:乳房要美丽,首先不是大小的问题,而是健康的问题;缺少了健康,多丰满的乳房也谈不上美。

对乳房在原有的基础上进行修饰,使其看起来丰满匀称,这是无可非议的。如果穿一些修饰性好、不损害乳房的内衣,让自己的乳房更挺拔、更美丽、更性感,也是一件很好的事,毕竟柔美起伏的胸部是女性形体美的重要基础，能够尽显女性的婀娜、性感和健康。但凡事不能过度，如果违背自然规律，对乳房过度修饰，非要把乳房挤成个什么样子才行，反而会给乳房带来损害，影响乳房的健康。

我曾接诊过一位患者，是一位很爱美的年轻女士。她来时显得特别焦急，一进门就说："主任，您快给我看看！您瞧，我的乳房表面出现了一条沟，还疼得厉害，这是怎么回事呀？"

我一看，还真是，从她的下胸壁一直到乳房表面，出现了一条十几厘米长的凹陷下去的深沟，都快延伸到乳头了。触一下很硬、还很疼。

"我不知道怎么突然出来这么一条线，哎呀，疼死我了！"

"你这情况有几天了？"

"有三四天了吧。"

"除了疼痛，还有别的感觉吗？"

"没啥别的感觉，就是疼，疼得我都受不了了，我怀疑我是不是得乳腺癌了！主任，这是不是就是你们常说的酒窝（乳腺癌的一种表征，简称酒窝征）呀？"

"酒窝是个小坑，您这都一个大沟了，就不是癌了。"我调侃道。

"呼——不是癌就好！那这是怎么回事？"一听说不是癌，她松了口气，看来是被这条深沟吓得够呛。

我又仔细看了看她乳房表面上的那条深沟，问她："你最近换什么内衣了吗？"

"嗯，是的。我前几天刚买了一个，就那种有钢托塑形的，价格不菲呢！"

"内衣比较紧吧？"

"嗯……是有那么一点儿紧巴。"她犹豫了一下，说道。

"是有一点儿紧，还是特别紧？"我已经找到病因了，笑着追问她。

"倒是有些紧，可是，那不是好看嘛！"她显得有点不好意思。

"你这个问题呀，就出在你那好看的内衣上。你患了急性皮下淋巴管炎，就是皮下的淋巴管发炎了。"

"啊？那是怎么引起的？我这两天都没敢上班，越想越害怕，就怕是癌。淋巴管发炎是不是也挺严重？要不然怎么能疼得这么厉害？"

"是这样的，过紧的胸罩在塑型的同时也会对乳房造成过度挤压，阻碍乳房内淋巴液的回流，引起淋巴循环不畅，在此基础上引发了炎症。"

"那您这么说，就是我新买的那件内衣惹的祸了？"她笑着问我。

"倒也不是内衣惹的祸，主要是穿着方法不当。哎，对了，今天没穿你那漂亮内衣来啊？"我也笑了。

"没敢穿呀！还哪敢穿呀？疼呀，受不了了！"

"你呀，这就是为美丽做出的一点小小的牺牲。"我跟她开了个小玩笑。

我给她开了点儿药，并告诉她："一定不能把内衣穿得太紧了啊，晚上回到家换上宽松的款式，对乳房的健康是比较有利的。美丽不是错，可为了美丽而伤害身体就得不偿失了。"

"是呀，主任，您说得对，我一定听话，不穿那么紧了，呵呵。"她拿着药单，不好意思地出去了。

我们的乳房是很娇嫩的，就像这位病友，过度挤压导致了急性淋巴管炎。这种炎症虽然很疼，但通常半个月左右就能好。有很多病友，长年累月穿着过紧的内衣，挤压乳沟，结果导致乳房出现慢性损伤，引发乳腺炎等乳腺疾病，同时还可以引发其他疾病。有些患者来我这里就诊时，经常称她们肩部不适，尤其是肩背部酸痛，还有胸闷、头晕、恶心、上肢麻木、头颈部旋转时有针刺感等症状。通过检查发现，她们的肩背部肌肉，如背阔肌、肩胛角肌、胸锁乳突肌等，呈不同程度的老化，X线检查则表现为颈椎肥大性改变。临床上将这种症状称为"胸罩综合征"，其原因就是由于长期穿戴窄带式的胸罩或胸罩过紧引起的。如果是青春期发育阶段的少女穿这样的胸罩，还会影响乳房的正常发育。所以，我要提醒姐妹们：你的乳房在哭泣，请爱护你的乳房！

"啊？乳房还会哭呀？"大部分人听了都会这样问吧？我告诉朋友们：它会哭，因为它在控诉你为什么不让它自由呼吸。假若有人勒住你的脖子，不让你喘气，你试试是什么感觉？

许多案例都在警示我们，为了美丽而经常挤压乳房，非要把乳沟挤出来不可的做法，对乳房的健康是十分不利的。挤乳沟其实就是对胸部的一个挤压，过度挤压会导致乳房血液循环不畅，而压迫乳房又会导致乳房下部血液淤滞，从而引起乳房肿胀、疼痛等症状。尤其是处于青春期的女孩子，为挤出乳沟过早挤压乳房，会直接影响乳房的发育，令本可以发育得很丰满的胸部，在过分挤压之下被限制了继续发育的机会。

同时，长时间挤、压垫高乳房，对乳腺功能也会有一定的损伤。乳房中的纤维束和乳腺管长期受压，会影响女性产后乳汁的分泌和排出，直接影响到今后的哺乳。

因此，建议各位女性朋友，"事业线"虽然美丽好看，也能为你增添性感的指数，但如果因此而付出健康的代价，那么这样的性感也是得不偿失的。其实，自然即可，简单也美丽，对自己保持充分的自信，即使乳房不够丰满，也一样为我们增添魅力。

穿对内衣，健康乳房

有些人认为，内衣就是一种装饰品，女性通过佩戴内衣以体现其特有的曲线美。事实上，穿内衣不仅是为了美丽，穿对内衣，对乳房的健康也大有好处。

以前条件较差时，妇女受道德观念的约束，"白布裹胸"或内衣上下修剪，穿上松紧带，上下再一收紧，就是内衣了。现在思想观念不断解放，女性的内衣也迎来了新的时代。现在的许多女性内衣，既保护了女性的身体健康，又体现出了女性的形体美，成为了女性乳房最贴心、最亲切的必备品。

我们的乳房主要由乳腺管、乳腺泡和脂肪组成，缺少肌肉和骨骼，因此乳房本身没有支托作用。人在站立或坐着时，乳房会因本身的重力作用而下垂。如果不穿内衣，久而久之，乳房就会出现松弛、乳管变形等现象，影响乳房的外形。如果在从事体力劳动或体育锻炼时不穿内衣，还会令乳房摆动过多，造成乳房损伤。而佩戴合适的胸罩则可令乳房得到支持和扶托，使乳房血液循环通畅，有利于乳房的健康与发育。但如果穿了不合适的内衣，有可能使乳房血运受阻，引起各种乳房疾病。

可见，穿合适的内衣不仅能增加我们的魅力，更重要的是可以让乳房保持健康。内衣一旦不合适，乳房的健康问题就会找你的麻烦。

我有一位朋友，平时就特别喜欢穿各种各样戴圈的、有按摩功能的内衣。有一次，她在乳房里摸到一个硬硬的东西，担心是乳腺癌肿块，就跑来找我检查。开始时我也觉得不是很乐观。她的病理切片出来后，诊断为脂肪组织坏死。这是一种临床表现酷似乳腺癌的良性疾病，通常是由外伤引起的。

我感到很奇怪，就问她："你的乳房受过伤吗？"

"没有受过伤呀！"

没受过伤，乳房也没做过手术（做过手术是能看出来的，会有疤痕），那又怎么会出现脂肪组织损伤呢？从医学上来说，这个情况是不应该的。我感到很困惑。

我想了想，又问她："那你平时喜欢穿什么样的内衣？"

她说："当然是那种型特别好的内衣，而且还要有钢托的，这样能显出胸型嘛！我前两年经常穿那种能按摩的，就是里面带许多凸起的小疙瘩的那种内衣。那种小豆豆顶在胸上挺疼的，但是我还要经常从外面按摩，因为人家说这样多按摩能丰胸。"

穿这种里面带有凸起的小疙瘩的内衣，本来就会对乳房造成一定的慢性刺激，她还要在外面使劲儿地按摩，恨不得一天就把胸变大了，这怎么能不损伤本来就很娇嫩的乳房呢？这就是她患病的根源！

前面我已经说了，穿太紧的内衣，挤乳沟，会对乳房造成损伤。同样，穿一些不利于乳房健康的内衣，也会对乳房造成损伤。那么，我们平时应该穿什么样的内衣呢？

现在内衣品种繁多，款式也多种多样，大家都会根据自己的爱好选择佩戴，但在选择时，我要给大家提几点建议：

第一，选择内衣首先要选择质地柔软、吸湿透气性好、不刺激皮肤的棉质或丝绸面料的。尤其是有乳腺疾病的患者或妊娠、哺乳期的女性朋友，更要尽量穿感觉舒适的天然织品内衣，尽量不要穿着容易刺激皮肤的化纤面料，以防产生过敏反应。另外化纤内衣上面脱落的细小纤维可能会进入乳腺导管，导致导管堵塞，影响哺乳期女性乳汁的分泌与排泄，造成乳汁淤积，增加患乳腺炎的机会。

第二，内衣的尺寸也很重要，一定要根据自己的体型、结合胸围大小进行选择。内衣尺寸太大，起不到支托乳房的作用，太小又会压迫乳房和乳头，影响乳腺的血液循环和乳房的正常发育，还可能造成乳头凹陷，影响日后的哺乳。合适的胸罩尺寸，最好让乳房与内衣之间的距离能容纳1～2根手指，且穿起来感觉舒适，活动自如。切忌穿太紧的内衣，特别是那种有钢托、能塑形的内衣。胸围尺寸一定要宽一些，在伸手及运动时，胸部不会有压迫感；取下内衣后，乳房周围也不会出现勒痕。

第三，内衣的款式各不相同，根据覆盖面的大小分为全罩杯型、1/2罩杯型和3/4罩杯型等几种；根据内衬的不同，分为海绵加厚型和海绵薄层型；另外还有加钢圈型的等。

我给姐妹们的建议是：乳房扁平者，应选择集中型的内衣，也就是3/4罩杯的内衣，可以让胸部更加集中，衬托出挺拔的曲线。乳房较小者，可选择里面带海绵垫的内衣，借助海绵垫让乳房显得丰满；另外还可选择稍大一点的，以加强胸部的血液循环，给乳房的发育留出空间。乳房有下垂的女性朋友，应选择有带子的全罩杯型内衣，尽量向上牵拉乳房，让乳房能够固定于一个良好的位置。两侧乳房大小不一样的女性，应依照较大一侧乳房的尺寸来选择内衣，然后在较小一侧的乳罩内另衬特制海绵垫，使两侧乳房看上去一样大小，弥补不对称的缺陷。

总而言之，内衣是关乎乳房健康必不可少的"工具"。大家只有穿适合自己的内衣，才能最大限度地避免出现因内衣问题而引发的乳房问题。

乳房保健要学会定期自检

曾有一位有乳腺癌家族史的女性朋友，在陪她母亲来我这里看病时，认真地向我学习了乳腺自检的方法。她母亲患的是晚期乳腺癌，就因为当时既不会做乳腺自检，又不去医院做临床检查而耽误了病情。从那以后，她每个月都会给自己做一次乳腺自查，而且每年还会来我这里进行一次详细的乳腺检查。她说：每次做完检查后，她都会长长地舒一口气。

其实每一位来我这里就诊的患者，我都会提倡她们定期进行乳房自检，这是对乳房的一种良好的保健习惯，也是预防乳腺疾病最有效的方法。我们的乳房可以发生多种疾病，但由于位置表浅，许多疾病都能通过自我检查早期发现。女性在不同的生理周期内，乳房都会有细微的变化。比如，有的女性在经期前会出现乳房胀痛，并有肿块，但经期后这些症状就会消失，这可能就是正常的生理变化。而有些女性出现这些症状，则可能是患有乳腺方面的疾病。如果我们学会了自检的方法，我们就能做自己的乳腺医生，及早排查疾病，防病于未然。

所以，女性从20岁开始，就应该每个月定期做一次乳房自检。绝经前的女性在每次月经开始的第一天算起，第七至第十天内检查，每个月进行一次。因为此时我们体内的雌激素对乳腺的影响最小，乳腺处于相对静止状态，容易发现病变。停经、怀孕或更年期女性，可每个月选定同一天进行检查。

有的朋友就说了："哎呀，每个月都要这样检查，太麻烦了，我坚持不下来怎么办呀？"

我要说的是：就算你不能做到坚持自检，起码也要在不同的月经周期自己体会一下乳房的变化，这样也便于日后求诊中为医生提供参考信息。在自检或体会时，一旦发现乳房有异常状况，就要到医院进行详细的检查，切勿错过最佳的治疗时机。如果能加强乳腺疾病的自检，掌握正确的自检方法，将能极大地提高恶性病变的检出率。

有一次我在电视上做节目，教大家如何进行乳房自检、如何发现乳腺疾病。一位57岁的温州大姐，虽然不识字，可是在看电视时学会了我教的乳房自检方法，一查就发现自己的乳房有问题。

第二天早晨，我刚到门诊，这位观众就来了。

她说："大夫呀，你给我瞧瞧，我觉得我的这个地方有个包块！"

我一检查，还真如她所说的，在她的右侧乳房里有个直径1厘米多的肿块。如果不仔细摸，还真不太容易发现。

"这么小的包块，您是怎么发现的？"

她说："哎呀，我昨天在电视上看你做的那个节目，你就说这样摸、那样摸，我就跟着摸。咦，我发现我的这个地方好像有个东西哎！晚上我躺在床上，又摸了一遍，就是摸到一个东西。这不，我就跑来找你了。"

最后经过详细的检查，这位大姐确诊为一期乳腺癌，做了保乳根治手术。由于发现比较早，不仅保留了乳房，而且不需要化疗，手术后只开了一种口服的内分泌药物，人家就快快乐乐地回家了。

在临走前，我拉着她的手说："老大姐，您是我教的一个特有成就感的学生。"说实话，我每次做节目或进行科普知识讲座时，观众当中都有人通过听课，发现自己有某些乳腺问题，这也说明我们进行乳腺疾病知识的普及还是很有必要、很有意义的。

有的朋友又要问了："我也想定期给乳房做自检呀，可我没看过你在电视上做的节目，我不会自检，那怎么办？"

　　乳房自检的方法其实很简单，我在这里教教大家。

　　乳房自检可以在起床、睡觉、更衣、洗澡时进行。常用的方法有镜前检查法和触摸法。其中，镜前检查法的具体方法是：面对镜子，两手叉腰，观察乳房的外形。然后再将双臂高举过头，仔细观察两侧乳房的形状、轮廓有无变化；乳房皮肤有无红肿、皮疹、浅静脉扩张、皮肤皱褶、橘皮样改变等异常；观察乳头是否在同一水平线上，是否有抬高、回缩、凹陷，有无异常分泌物自乳头溢出，乳晕颜色是否有改变。最后，放下两臂，双手叉腰，两肘努力向后，使胸部肌肉绷紧，观察两侧乳房是否等高、对称，乳头、乳晕、皮肤有无异常。

　　触摸法的具体方法是：先仰卧、左臂高举过头，在左肩下垫一个小枕头，使左侧乳房变平，然后将右手四指并拢，用指端掌面检查乳房各部位是否有肿块或其他变化（如图1）。用四个手指从乳头部位开始从内向外顺时针环形或垂直自上而下触摸检查整个乳房（如图2）。然后用同样方法检查对侧乳房，并比较两侧乳房有何不同。最后用拇指和示指轻轻挤捏乳头，观察有无乳头溢液（如图3）。

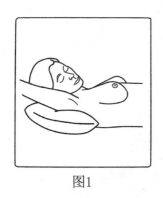　　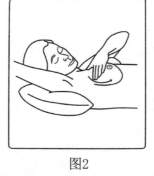　　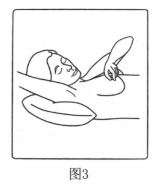

　　　　图1　　　　　　　　　图2　　　　　　　　　图3

　　在检查时，注意不要用手指捏夹起乳房，还要注意检查有无副乳。通常乳房自我检查发现的乳房异常中，以肿块最为多见。如果你在自检时发现乳房内有肿块，尤其是单个硬的肿块，且无痛感，一定要及时到医院做进一步的检查，尽早诊断，明确肿块性质，对因治疗。

当然，我们也不要求广大女性朋友都必须具备很高的诊断水平，不是这样的。你只需每个月月经开始的第7天至第10天都检查一次，月月都做，一旦发现与以前有什么不同，或有异常感觉，就到医院请医生帮助检查。

还要明确一点的是：乳房自检不能代替乳腺专业医师的正常体检和必要的乳腺相关医疗检查，它只是医院定期常规乳腺专科体检外的补充。而且乳房的自我检查方法虽简单，但由于检查者经验有限，疾病的检出率也会受到一定限制，因此正规的专科临床体检也是必不可少的。定期接受临床体检是早期发现乳腺癌的有效方法。美国癌症协会推荐：乳腺临床检查20～40岁每三年检查一次，40岁以上每年检查一次，50岁以上每年拍一次乳腺钼靶片。正因为这样的监测机制，美国的乳腺癌早期诊断率位居世界前列。

所以，我们建议35岁以上的女性，或者一些有乳腺恶性肿瘤家族史的女性，应定期到正规医院进行乳腺专科的体检，切不可盲目地认为自我检查没发现问题，就认为自己的乳房没有任何病变。因为很多微小的变化会超出我们的眼睛和手指所能察觉的范围，必须借助医师的专业知识和高科技检查手段来评估乳腺是否健康。

体检没事就万事大吉了吗

"大夫，我每年都做健康体检的，各项指标也都正常，为什么现在会查出癌症呢？"

"去年体检时，大夫说我只有点儿乳腺增生，怎么现在就成了乳腺癌了呢？"

"我真想不通，体检时明明说我没事儿，现在为什么又有事儿了？"

……

这是不少乳腺疾病病友，尤其是乳腺癌病友，常常会向我提出的问题。

之所以有这样的问题出现，是因为不少人都认为自己每年进行的常规体检没问题便可"高枕无忧"了。而事实上，大部分的癌症都会成为健康体检的"漏网之鱼"。尤其是早期乳腺癌，有时或因检查者水平有限，或因肿块较小、位置隐蔽等情况，单靠常规体检是难以发现的。在这种情况下，就需要我们自己对自己的乳房多加关注。一旦感到有不适症状，就应该马上到正规医院乳腺专科就诊。

说到这里，我想到了我的一位病友。大约在一年前的一天，她来到我的诊室说："大夫，是这样的，我上个月刚刚做了体检，说我没事儿，可我怎么老觉得自己有事儿呢？"

"为什么觉得自己有事儿呀？您哪里不舒服吗？"我问她。显然，这是个对自己的健康状况很关心的朋友，我建议所有的女性朋友都应该向她学习。

"我两个月前做了一次体检，体检机构的医生说我是乳腺增生，可大夫您看看，我的增生怎么这么严重呢？我不放心，听说您看得好，我就过来找您给瞧瞧。"

"好，来，别着急，我给您查查。"

我一查，在她左侧乳房靠腋下的部位摸到了一个范围约2厘米大小的腺体局限增厚区，质地很硬，周围边界不清楚，腋窝还触到了肿大淋巴结。我当时就知道了，这不是增生，很可能是乳腺癌肿块。

但我没有直接告诉她是乳腺癌，只是说："您这个增生确实是比较严重，住院吧！"

她一听说住院，惊讶得嘴巴张成了"O"型："啊？增生还要住院呀？"

我笑着说："那当然啦，一般的增生是不需要住院的，可您这不是比较重的增生吗，您自己也说了，您这个增生很严重，重的增生就需要住院啦！"

乳腺增生与乳腺癌的共同特点之一，就是乳房里面都有肿块存在，而乳腺增生的肿块通常质地较软，会随着月经周期变化，并且不伴有腋窝淋巴结肿大。这位患者的肿块显然不像乳腺增生。我让她住院，其实也是想通过检查来确定她的肿块是否为恶性肿瘤。因为在临床上，比较重的乳腺增生和乳腺癌是需要鉴别的。

住院后通过检查，她被确诊为Ⅱ期乳腺癌，尚未有身体其他部位的转移迹象。应该说，这位病友是很幸运的，警惕性也很高，虽然体检时没给查出来，但出于对自己健康的负责，她选择了再次到医院乳腺专科检查，最终及时发现了病情。

不过，在得知自己的病情后，她却非常想不通，直跟我抱怨："王主任，您说说，我这怎么就成了乳腺癌了呢？体检时不是说我没事儿吗？"

她的心情我是理解的，毕竟体检的目的就是为了早期发现疾病，不至于延误病情。可为什么她的情况在体检时却没被发现呢？

客观地说，体检机构和医院的专科还是有一定区别的，健康体检毕竟不是专科检查，侧重点有所不同。而且体检医生的临床经验和知识水平的程度不一，把疾病的诊断完全寄望于健康体检是不现实的。

还有一点就是，她的肿块不太突出，且位置靠边缘，加之体检时人比较多，如果乳房暴露不好，体检医生只进行一次检查，也不容易触到。

在这里也提醒广大姐妹们，千万别以为体检医生说没事儿，你就真确定自己没事儿！有些"事儿"可能你的体检医生都没发现。如果你自己也发现不了，一旦耽误病情，后果不堪设想。到那时，即使"黎叔很生气"，也无济于事了！

我们提倡体检，但却不能过分迷信体检，甚至以为体检一次没问题，就代表身体永远不会出现问题。要知道，我们身体上的每一个器官的状况都是在不断变化着的，有时一些小病症可能会因为某些缘故自己好了，可更多的却可能是变坏。所以，我们自己还是应该引起重视，每年定期体检不可少，但对身体出现的意外情况也要及时作出反应才行，千万别后知后觉，延误病情。

我的另一位患者就是个后知后觉的典型。她来我这里时，我一查，乳房内的肿块已经有6厘米左右了，乳头有溢血，腋窝多个淋巴结肿大，是个很明显的Ⅲ期乳腺癌，也称"局部晚期乳腺癌"。

我当时很惊讶，她怎么能有勇气拖到现在才来医院呢？我就问她："大姐，您这胆子可够大的！我真佩服您，能撑到现在才来看呀！"

"没事儿啊，我体检过的，说我没事儿！"她当时一定觉得我有点反应过度了，因此一脸的不以为然。

"体检过的？您什么时候体检的？"我不相信那么典型的Ⅲ期乳腺癌，体检医生能看不出来。

"两三年前吧！"听了她的话，我当时就感到无奈了！两三年前做的一次体检，难道还想让它管一辈子的健康吗？

"那您两三年前做体检时，发现这个乳房有东西吗？"

"的确发现了一个小结节，可当时医生说没事儿。您的意思是说，我现在有事儿了？"她还反问我。

"哎呀，姐姐，您让我怎么说呢？打个最简单的比方，您昨天吃饭了吧，那今天为什么还吃呢？"

她一下子乐了，说，"那今天饿呀，就得吃呀！"

"那就对呀！人是活着的，我们的乳腺每一天也会出现新的变化呀！"

"噢……这么回事儿呀！那大夫说我没事儿了，我就以为不用再查了呢！"

"可现在它已经长大了！"我强调说。

"长大了吗？咳，说实话，我也没太注意，我就是觉着，我这乳房好像跟原来有点不太一样。前几天跟我一个姐们儿聊天，她得乳腺癌了。我说你瞧瞧我这个，她一看，就说，哎呀，你这比我的还严重呢！我肯定不信她的话呀，我说我体检过的，我怕啥！"

一辈子体检一次就等于进了保险箱吗？就再也不需要进行检查了吗？当然不是！如果你这样做了，那就是在拿自己的健康和生命开玩笑，也违背了体检的真正目的。既然体检已经查出了问题，不论问题大小，此后我们都要引起重视，尽量将一些恶性疾病扼杀在摇篮之中，避免问题扩大化。如果查出了问题你也不重视，那检查不就等于白做了吗？

就像案例中这位大姐，几年前就已查出乳房有小肿块，虽然当时没问题，可那不代表它永远不会出问题。如果此后每年她能再坚持做几次体检，或尽早到医院做详细的专科检查，就不至于让乳腺肿瘤发展到晚期，给治疗带来困难和麻烦。

能够重视体检，是我们管理健康的开始。但体检不是最终目的，关键是体检以后，我们要针对自己的健康问题给予持续性的关注和管理，延续到体检后对医生健康建议的坚持执行，及时根据身体的变化制定出合理的健康促进计划，并能持之以恒地实施这个计划，才能达到防治疾病的目的。

再有一点我要提醒大家，就是体检时选择有资质的体检机构，这样机构的体检医生水平能相对高一些，我们身体上的一些问题也能更多、更早地被发现。否则，差的体检还不如不做，花钱不说，最重要的是可能会耽误病情。

另外，在拿到体检报告时还应积极咨询医生，并将个人的家族病史、生活习惯、食物耐受等信息告知医生，积极配合体检中心的健康管理。医生不仅能结合你个人的生活习惯、家族遗传及其他相关指标来分析、提醒你，给你有用的建议，还可以告诉你，你所检查的项目是否齐全，以及哪些项目还需进行详细深入的检查等。

爱生气的女性易患乳腺疾病

良好的情绪对人的身体健康十分重要，这是毋庸置疑的。当由于某些因素导致情绪不佳或精神紧张时，人体内环境的平衡状态就会受到干扰，也就可能成为许多疾病的诱因。

我们在形容一个人精神状态好时，会常常说他"心胸开阔"。对于女性乳房健康来说也是如此，心胸开阔，开朗的性格和情绪对乳房健康大有裨益。

现代研究表明，精神因素可以影响人体的神经内分泌免疫调节系统的功能。如哺乳期女性的焦虑、烦躁、恐惧、不安等情绪变化，都会通过神经反射引起垂体分泌的催乳素锐减，从而影响乳汁的分泌与排出；情绪不佳或精神紧张时，通过对下丘脑—垂体—靶腺轴的作用，影响内分泌激素的分泌与代谢，特别是卵巢激素、垂体促性腺激素、催乳素及雄性激素的分泌失衡时，就会引起乳腺疾病，如我们常见的乳腺增生等；精神因素通过对免疫功能的影响，可降低人体识别细胞突变的能力，从而成为乳腺肿瘤发生的诱因。

由此可见，情绪与我们乳房的健康是息息相关的。经常情绪不佳、心胸狭窄、动不动就怒气冲天的女性朋友看到这些后，一定要引起重视，因为你的这些不良情绪很可能就会成为你患上乳腺疾病的罪魁祸首！

说到这里，我想起一位我曾经接诊过的病友。有一天，我正在诊室里给患者看病，忽然听到门外走廊传来一阵噼噼啪啪的脚步声，还有"快点快点！这边，这边，就这！"的急促的说话声。紧接着，一辆120的急救担架车推到了我的诊室门口。

我一时有些懵了，急忙说："对不起，你们走错啦！我这里是乳腺科，不是急救室！"

"没错！我们找的就是乳腺科！"

乳腺科还来了急诊，这是什么情况？乳腺病的患者几乎很少有这样的情况，可这120的急救车推来了，肯定是急诊呀！难道是癌肿破裂大出血，或者……在那1分钟里，我心里有无数个猜测，真是又好奇又疑惑！

"我们找的就是乳腺科，不会错的！您快给看看！"推担架的医务人员说。

"啊，就是找乳腺科！那好吧，快进来，我来看一下！"

我一想这急救车都来了，情况肯定特别危急呀！便急忙回头跟等在诊室里其他病友说："对不起，大家先让一让好吗？这有一位急救的，我得先看看！"

大家很配合地出去了。我急忙来到担架前，只见一位四十多岁的女性躺在上面，嘴里还大声喊着："哎哟——疼死啦！疼死啦！"

"您哪个地方疼？"我问道。当时听她那感觉，好像疼得很厉害，我感觉应该属于心绞痛的症状。我想问清楚，再次求证一下他们是不是走错了？

"我这边疼！"她用手捂着右侧的胸部。右侧疼，那就不是心绞痛了，因为心脏在左侧。这么说，急救的医务人员应该没推错诊室。

"我来看看怎么回事，来，您把手拿开。"我边说，边试图拉开她的手，准备给她检查一下。

"哎呀，疼！大夫，我受不了了！太疼了！"她挡住了我的手。

"您这疼了多久啦？"我只好先通过询问了解病情。

"就一会儿！受不了了，大夫，赶紧给我打个止痛针吧！"

"哟，这情况怎么这么严重呀！之前没什么征兆吧？"

"没征兆，什么征兆都没有！快给我打止疼针吧！"她央求我。

"别急别急，我得先看看才行。"没弄清楚什么情况，我怎么能随便给她止疼呢！

我想她也许是乳房肿瘤破裂，或者血管栓塞什么的。以前我曾接过这样一个急诊，当时患者就是肿瘤血管栓塞，整个乳房都肿成了黑紫色，疼痛难忍。可当我解开面前这位患者的衣服给她检查时，一看乳房完好无损，没问题呀！这到底是怎么回事？

我又一看，这位患者虽然大喊大叫地喊疼，可她面色红润，底气十足，一点都不像生病的样子。我心里渐渐有谱了。

我安慰她，"来，放松，先跟我做深呼吸，"看她情绪逐渐放松了一些，又问道"现在咱能坐起来吗？"

"可以！"她一下子从急救车上坐了起来。

"好，您从车上下来，咱坐在检查床上，我给您好好检查一下，好吧？"

她很听话地从车上下来，坐在我诊室的检查床上。我又认真地给她检查了一遍，乳房还真没问题！

于是，我就跟她聊天，"您这情况有多久了？"我问道。

"也没多久，可能也就半个小时吧。"

"之前发生什么事了吗？来，给我说说吧，越详细越好，我给您找找病因。"

"好。其实也没啥事儿，我是个公交车的调度员，早晨上班时还好好的，然后同事们没事儿就坐在一起聊天。这聊着聊着，就聊到彩票上来了。"

"真看不出来，您还是个彩票爱好者呀！那您买了吗？买的什么彩票呀？"我问。

"就那个体彩嘛！"

"哦，体彩呀，我也买。您买了多少？"

"我买了10块钱的。可是，您说，我怎么那么倒霉呀！"

"怎么个倒霉法，把您难受成这样呀？"

"咳，别说了，说起来我就生气！您说，我虽然买的不多，可我的运气，唉，怎么就那么倒霉呢！"

"您这买的也不多，10块钱，就是没中着，也没多大损失啊！"

"哎呀，什么没中呀，我中着啦！"

"中了不是更好吗？您干嘛还生气呀？"说实话，我当时都听得有点糊涂了。

"问题是，您知道我中了个什么奖吗？我中了个二等奖，只有1500块钱呀！"

"1500块钱？您这运气可真好啊！"

"哼，好什么好啊，我差一点就中一等奖啦！那可是5万呐！我开始还想买那个号来着，可我就没买，结果只中了个二等奖！您说，我多倒霉呀！5万块就这样没啦！哎哟，该到手的没到手，可气死我了！"一说到这件事，她又是一通捶胸顿足呀！"哎哟哟，不行了，我这胸又疼上了！"

听了她的话，我一下子被她气乐了，甚至说是有些哭笑不得。这叫什么？贪心不足，是这么说的吧！

"您是不是一看到那一等奖的号码跟您的就差一个号，您这乳房就开始疼了？"我问。

"可不是嘛！我一生气、一着急，这立即就疼得不行了，哎呀，我都……我都觉得我活不过去了！这不，就打120来了！"

我一听，这疼痛就是心理因素闹的啊，我就开始疏导她，"我的姐姐，您这都中奖了还生气？说起这个应该我生气才对。我昨天也买了10块钱的体彩，您这中了1500块呢，我可一分都没中。要这么说，不是您活不过去了，是我没法活了，我现在都该气得去跳楼了！"

她一听，也乐了。

我又说："您看，您跟我对比一下，咱们买一样的，您一下子就中了，我一分都没中，您就偷着乐吧，还至于把自己气成这样？还有好多人，都成百上千地买呀，能中的也没几个呀！您这买10块钱，不仅没损失，还一下子就中了，都捞回来了！"

听我这么一说，她情绪好多了，说："要这么说倒也是，我这本来就是白得了1500块钱。"

"可不嘛，白得了钱您还生什么气呀？您这今天亏着是气得乳房疼，我见过有人一生气，气出急性心梗来，最后命都没了，那更冤了！"

"倒也是。"她显得有点不好意思了，"那您看我乳房有没有事儿？我现在还是有点儿疼。"

"问题不大，我教您个办法吧。来，闭上眼睛，放松，跟着我一起做，深吸气—深呼气—再吸气—再呼气，好，现在睁开眼睛，感觉怎么样？"

"咦，现在还真不疼了哎！可是，我回家后它再疼怎么办？"

"放心，我再给您开点药，肯定就好了！"我给她开了十几块钱的活血化瘀的中药，她拿着药，满面笑容地出去了。就这样，我跟她聊了二十分钟，找出了病因，又给她做了个心理干预，她的疼痛就消失了。

她这个病例，其实就是情绪突然紧张、愤怒而引起的乳房不适，所幸没什么大碍，也算是虚惊一场。这也在提醒我们，情绪的好坏与乳房是否健康息息相关。在我们病房有很多的病友，尤其是乳腺癌病友，有的就跟我说："哎呀，主任，您看我多倒霉呀，真是越渴越吃盐呀！我上个月刚把我母亲送走，我伺候了她9年啊，她走了，我觉得我刚松口气，可这乳腺癌就找来了，真是没法活了！"

还有的说："唉，我怎么这么倒霉呀！我老公两年前没了，我儿子刚考上大学，可您看，我这又乳腺癌了！"

这样的情况很多。这其实就是一些长期的、强烈的负性精神刺激，我们称其为"负性生活事件"。这些不良的情绪不仅会导致乳腺增生等良性疾病，还会让这些良性疾病慢慢恶化，甚至发展成为恶性肿瘤。许多研究表明，乳腺癌好发于一些受到挫折后，长期处于精神压抑、焦虑、沮丧、苦闷、恐惧、悲哀等情绪不佳的人身上。精神心理因素虽然并不能直接致癌，但它却往往以一种慢性的、持续性的刺激来影响和降低你身体的免疫力，增加乳腺癌的发生率。

所以，每当一些患有乳腺增生等良性疾病的患者来我这里就诊，向我寻求乳房保健的良方时，我都会告诉她们——每天对着镜子大笑三次。当我们在大笑时，心血管系统就能强健地加速运行，令胸肌伸展，胸廓扩张，肺活量增大，血液中的肾上腺素增多。而且哈哈大笑还有利于开发右脑，帮助女性增加创造性思维，克服思维的局限性。瞧瞧，这大笑的好处可真不少呢！

我虽然鼓励大家每天大笑三次，但也不是让大家机械地笑，为了笑而笑，而是让自己真正开怀地笑上几次，目的就是使自己达到心情舒展的感觉。有了这种效果，即使你不对着镜子，不大声笑，也同样能调节情绪，迅速摆脱糟糕的心情，这就是对乳房最及时的拯救。

还有一点我要强调一下，就是每一位女性从十几岁的青春期后都应该有预防乳腺疾病的意识。对于已患有乳腺增生的患者，则要采取一种"既重视又不紧张"的态度，定期进行乳腺专科检查，并由医生对其中的高危病人进行监测及处理，这样既不会耽误病情，也不必每天生活在担心和恐惧之中了。

女人，丰胸要小心谨慎

性感迷人的胸部，相信是每个女人都梦寐以求的。大家都看过电影《满城尽带黄金甲》吧，那里面的女性个个都拥有丰满傲人的胸部，这些引起无数热议的镜头肯定令不少女性羡慕不已，"哎呀，要是我能拥有那么丰满的乳房该多好呀！""怎么才能像她们一样，让胸部变得坚挺性感呢？"……

作为女性美的重要标志，乳房一直受到人们的关注。但我们身边有不少姐妹，经常因为这样或那样的原因导致乳房过小、下垂、萎缩等。比如，先天性乳腺发育不全、青春期前乳腺组织病变（如感染等）、哺乳或绝育后自发性乳腺萎缩等因素，都会让乳房看起来不够美观，要么胸前看起来像"飞机场"，要么就是乳房出现退化萎缩、下垂，或者两侧乳房大小不一样。总之，就是感到自己的乳房不那么太令人满意。

出现这些情况怎么办呢？如何才能让我的乳房变得更坚挺、更丰满，或者像以前那样性感迷人？这是不少女性都特别想了解的问题。

有需求，就一定有市场。于是，丰胸术出现了。这也是一种发展很迅速的美容美体行业。其实，丰胸术作为一种改善乳房美的主要方法已有几十年的历史了。在众多的丰胸方法中，有一种注射丰胸法，曾一度被很多女性所热衷。有那么一段时间，打丰胸针深受众多女性朋友的狂爱。不少女性朋友甚至纷纷翻出自己的箱底钱，就为了打上那么一针后，能让自己那不太令人满意的"双峰"变得令人满意起来。

但是，这种丰胸方式不但效果不好，还会严重伤害女性的健康。

大概在一年前，我就接诊过这样一位患者，是一位23岁的年轻妈妈。她一进来，我就发现她不太对劲儿，因为她看起来比较痛苦，仿佛身体的哪个部位的疼痛正在折磨着她。

果然，她坐下后对我说："大夫，您快帮我看看，我的乳房现在这种情况该怎么办呀？"

我一看，她的乳房是隆过的，一侧乳房上有伤口，看起来已经发炎了；另一侧虽然没有发炎，但疤痕也比较严重。我又轻轻摸了一下，里面可以摸到一个个的硬块。

"哎呀，好疼！"她不由得喊出声来。

"您这是隆胸了吧？什么时候做的呀？"我问她。

"有两年多了，当时觉得自己胸太小了，就到一家美容院做了咨询，那个医生说注射的效果好，只要半个小时就能让胸部变得丰满起来，还不会有任何后遗症。我没禁得住他的忽悠，就做了。刚开始的两三个月效果还是挺好的，也没出现任何不适。没想到三个月后，乳房就开始变得很疼，而且还肿起来了。尤其是左乳，好像有虫子在里面咬着一样疼！"

"那您没去找他们吗？"

"我去找了呀，他们说是正常反应。后来又过了一个月，还是疼得厉害，而且左乳的伤口还出现了化脓，我又去找他们，他们就给我的左乳做了清除手术。后来我就怀孕了，今年宝宝出生后，我看自己的乳房这样，也没敢给宝宝喂奶。结果，可能因为有奶水吧，右侧又发炎了，里面的胶体都从伤口上流出来了，我自己看着都觉得恶心！后来打了一周的点滴，炎症才慢慢消下去。这不，您看，还有疤痕呢！"她边说，边指着胸口上的疤痕示意我看。

"是呀，你这情况还蛮严重的，现在这炎症好像也没控制住。"我说。

"可不是嘛！刚开奶时就发炎了，因为我没出月子，就一直忍着。这不，刚一出月子，我就跑来了，太疼了！受不了了！现在我一走路，乳房稍有颤动，就疼痛难忍！大夫，您看，这怎么弄呀？"她说着说着，眼泪都快下来了。

看着面前这个面容姣好的年轻妈妈，我忽然产生了一种既爱又恨的感觉！哀其不幸，怒其无知！本来一对好好的乳房，被她折腾成了这个样子，现在自己还要承受这么大的痛苦。为了美丽，以乳房的健康作为代价，真是个傻孩子！

但不管怎样，事情已经发生了，我得尽量帮她解决眼前的困境才行。我想了一下，告诉她说："你现在这个情况，只能把里面的注射物全部取出来，否则它就会不断发炎，甚至会越来越严重。"

"那……那做完后能彻底好了吗？"

"那可能很难，因为你这个时间比较长了，胶体已经渗入到乳腺组织当中。"

她一听，又哭了："那怎么办呀！都怪我当时不懂事……"

我忙安慰她说："好了，孩子，咱不哭了。既然已经这样了，咱就尽力挽救它，尽量让它恢复到健康的状态，以后少发炎，好不好？"

一周后，我给她做了清创手术，将里面的注射物取了出来。在手术期间，我发现她的乳房里各种胶体都粘连在了一起，乳腺已经被破坏得不成样子了，取出来的胶体也一坨一坨的，像豆腐渣一样，乱糟糟的。而且由于时间较长，且出现了感染，里面不少胶体根本无法取尽，只能以后分期进行处理。

这姑娘说的注射式丰胸法，其实就是用特制的注射器将一种无色透明、类似果冻状的凝胶直接注入乳腺组织的间隙中。但由于这种胶体是一种化学合成物，在被注入人体后容易产生各种不良反应，导致乳房发炎、感染、血肿，出现硬结、团块，甚至会出现变形、移位等后遗症。而且这种胶体注入后就难以再从乳房内彻底取出来，所以部分注射隆胸药品的女性甚至会因此不得不切除整个乳房，为之付出沉重的代价。

除了注射丰胸的方法外，目前最常用的丰胸方法还有假体丰胸和自体脂肪注射隆胸术。

假体丰胸也是采用手术的方法，将适合患者胸廓类型的假体材料经腋下或乳晕切口，植入胸大肌下，以达到丰胸的目的。这种丰胸技术虽然已经比较成熟，但对医院的规格、假体材料的选择及医生的技术要求都比较高。而且由于创伤较大，术后容易出现局部积血现象，还会留有疤痕，影响左右对称和长期的效果。所以，女性朋友还是应该持谨慎的态度。

自体脂肪注射隆胸术就是先从自体取出脂肪，经生理盐水清洗后，再注入本人的乳腺组织内，以增大乳房体积。这种手术操作比较复杂，并且也有一个很大的风险，就是脂肪组织易吸收或液化，有可能会造成两边乳房大小不一致，所以也不是太令人满意的丰胸术。

有的姐妹看到这里就说了："丰胸手术危险，不安全，那我不去挨那一刀，我用丰乳霜，或者吃一些丰胸产品，通过这种物理方法来丰胸总可以吧？"

我要告诉大家的是：丰胸产品也不是安全、健康的丰胸方式。现在，市面上各种各样的丰胸产品都对外宣称不含激素，但你们知道吗？如果真的不含激素，那它也就根本不会起到任何丰胸作用。而事实是，大部分的丰胸产品中都含有己烯雌酚、苯甲酸雌二醇等雌激素。短期内服用这些产品，其中的激素可能不会对我们的健康产生什么影响，而且我们也会发现乳房的确会有一定程度的增大；但如果长期使用或滥用，当你忽然停用时，乳房立刻会被"打回原形"，而且由于身体长期接受外来的雌激素，导致体内雌激素含量过高，由此也会引起月经不调、乳晕颜色变深、乳房皮肤萎缩或变薄等现象，还可能使乳腺、阴道、宫颈、子宫体、卵巢等患癌的可能性增大，甚至肝、肾功能也会有一定程度的损害。所以，如果不想用一时的美丽换来一辈子的病痛，我建议还是放弃服用丰胸产品和使用丰乳霜。

其实，无论哪一种丰胸方式，都是有较大风险的，所以我提醒广大姐妹们，在选择丰胸方法时一定要小心谨慎，尽量选择健康、安全的丰胸方法。女性的胸部丰不丰满其实是取决于体质和激素的，大家要想丰胸，最好还是以食疗、运动及按摩等方式为主，比如多吃一些蛋类、肉类、花生、芝麻、核桃、肉皮等富含植物油脂和胶质的食物。

这时可能又有姐妹们要抱怨了，"哎呀，我都吃了很多猪手炖黄豆、凤爪了，但就是只看到腰腹越长越肥，没看见胸越变越大！"

我认为，这有可能还与大家自身的生活习惯有关，比如久坐、缺乏运动，过多的营养物质积聚在下肢和腰腹部位，无法"上传"至胸部，当然只能是腰腹和大腿"受益"了，而最需要营养的胸部却没有丝毫改变。

除了饮食外，平时还应多参加一些健美锻炼，特别是加强胸部肌肉的锻炼，如每天坚持做外展扩胸运动、俯卧撑运动等。平时洗完澡后，坚持对乳房进行按摩，可以改善血液循环，刺激乳房组织，使其逐渐发育膨胀，并增加乳房的弹性。

即使以上这些自然疗法也没能让你的胸部达到你的要求，你也不要太苛求它。因为在我看来，健康、自然的乳房就是最美的。没有任何一种美丽，能够值得我们以牺牲健康作为代价。姐妹们，你们说是不是这么个理儿！

女性必学的胸部保健操

通常我们认为，健康理想的乳房应该丰满、匀称、柔韧而富有弹性，其位置位于第二至第六肋间；乳头位于第四肋间略偏外于乳房正中线，稍稍指向外上方。两乳头间的间隔大于20厘米，乳房基底面直径为10～20厘米，乳轴（从基底面到乳头高度）为5～6厘米；左右乳大小基本一样，形状挺拔，呈半球形。

健康美丽的乳房一直都被认为是女性特有的魅力象征，因此，女性朋友们也常常追求有一对理想的乳房。只是，要想拥有健康、理想的乳房，我们平时就应该注意好好保养、爱护它们。

当然了，现在的很多女性朋友已经越来越重视乳房的保健、养护与美化了，比如，穿戴合适的胸罩，经常清洁等。但这还是不够的，如果大家能经常做一做胸部保健操，对乳房的健康会更有好处。

我们天坛医院乳腺科研发的一套"春之韵"保健操，它的主要目的是健胸，但练习好了也能强健我们的肩部、腰部和脊柱，是很有效的一套保健操，动作也十分简单，大家可以一起跟我来学习一下。

春风拂面

身体直立，双臂自然下垂，全身放松。然后双手合十置于胸前，以左手掌向右侧推右手掌，使右上臂外展；双手到达耳后后，再缓缓回到胸前，换对侧重复以上动作。左右各做8次（如图4、图5、图6、图7）。

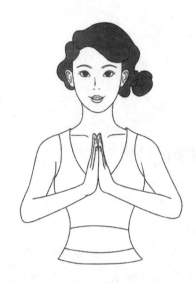
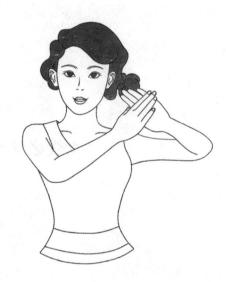

图4 ┊ 图5
- - - - - - - - - - -
图6 ┊ 图7

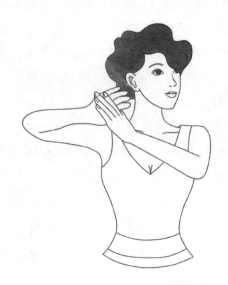
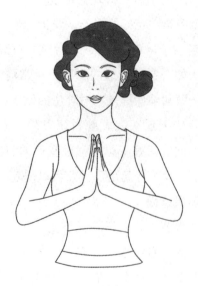

迎春梳妆

　　双手合十置于胸前，然后右臂缓缓抬起，从前向后做梳头的动作，同时左手缓缓于右胸前打开，掌心向上，上臂伸直外展，右手臂向下向外，双手伸平，再向下回落于身体两侧。换对侧重复动作。左右各做8次（如图8、图9、图10、图11）。

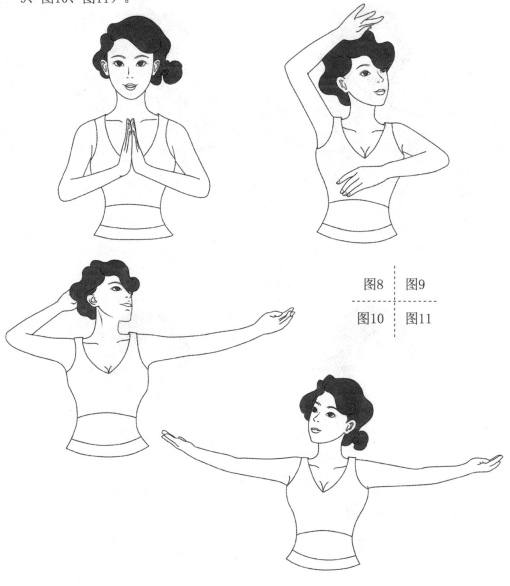

图8　图9

图10　图11

春风袭人

双手平举，屈肘置于胸前。双前臂在胸前绕圈三周，然后将左手放置到右肘关节处，缓缓托起右臂，至右手指触及右耳郭后，双手回到胸前。换对侧，重复以上动作8次（如图12、图13、图14、图15）。

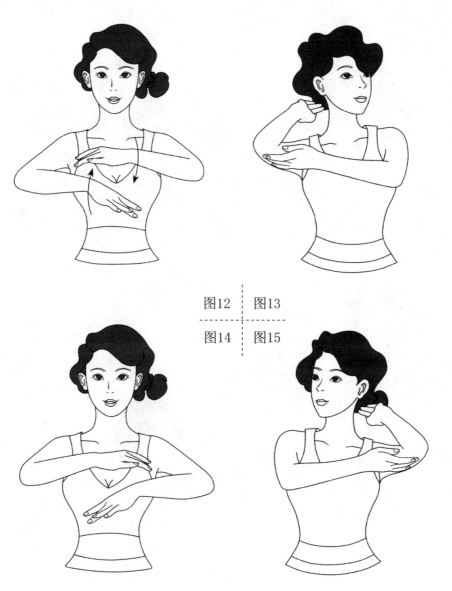

图12 ┆ 图13

图14 ┆ 图15

风摆杨柳

双手合十置于胸前，右手指前端碰触左手掌，左手指前端碰触右手掌，交替上举，直至双臂伸直，双手到达头顶上方，掌心向外，双上肢向身体两侧伸展，缓缓放下。重复以上动作8次（如图16、图17、图18、图19）。

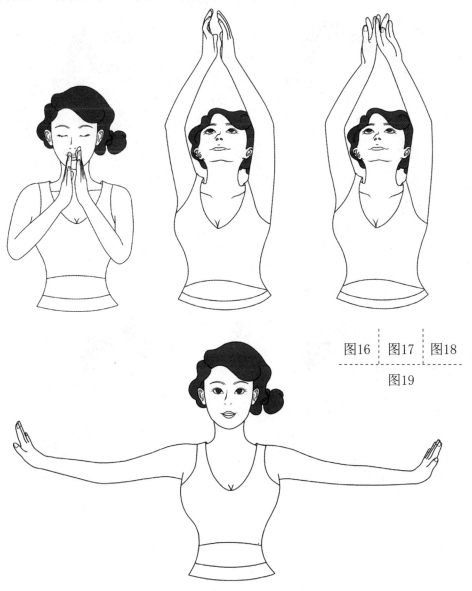

图16 图17 图18

图19

春回大地

　　双手置于胸前，掌心向后再向前，然后双手波浪形向前平推，直至双臂完全伸直，与身体成直角，停留两秒后，双手再向两侧打开放下，缓缓回到胸前。重复以上动作8次（如图20、图21、图22、图23、图24）。

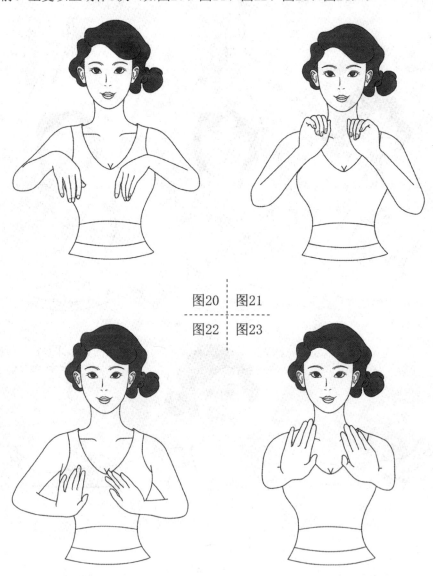

图20 ┊ 图21
- - - - - - ┊ - - - - - -
图22 ┊ 图23

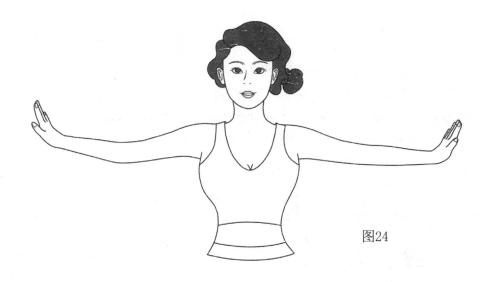

图24

好了，练习完毕，感觉怎么样？是不是很简单？而且练完后，胸部也会有一种舒展、打开的感觉？

其实，这套操我们最初是为术后的乳腺癌病患设计的康复操。乳腺癌患者在手术成功后，后期还要进行一系列的康复锻炼。除了散步、慢跑、骑自行车等常规的有氧运动以及穿衣、梳头、爬墙等日常活动的锻炼外，根据乳腺癌患者的特殊情况，还应该进行一些胸部及肢体康复保健操。这套胸部保健操就是基于这个目的设计出来的。通过练习这套操，可以促进胸部的血液循环，扩大上肢活动的范围，防止腋窝组织粘连，缩短上肢功能恢复的时间。

这套保健操对于乳房健康的姐妹同样可以起到促进血液循环、锻炼胸部肌肉、强化肩背部肌肉、防止乳房松弛及下垂、预防肩周炎等作用。所以，我建议大家平时也可以练习一下，对你的乳房健康只有好处没有坏处。

另外，经常对胸部进行按摩，也是一种不错的乳房保养方法。我再向大家推荐一套"五步乳房按摩法"，大家也学习一下。但应注意，在进行按摩前，癌肿必须除外，否则有导致肿瘤扩散的危险。具体方法是：

推

身体直立，全身放松，然后用两手掌从两边胸部的外侧向中间推，左右两边胸部各做30下，可以有效地预防乳房下垂和外扩。

然后，再用左手从外侧将左乳向中间推，右手则配合左手，从左乳下方将左乳向上推，可以有效地预防和缓解乳腺增生（如图25、图26）。

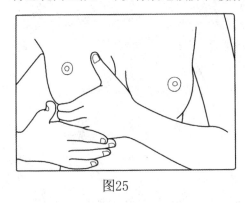　　　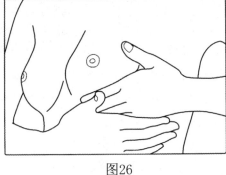

图25　　　　　　　　　　图26

揉

用手掌上的小鱼际揉乳房出现结节的地方（如图27）。

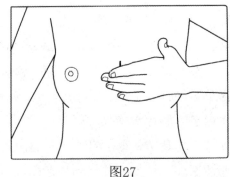

图27

捏

将示指、中指、无名指并拢，以乳头为中心点，在其周围轻轻揉捏。左右两侧胸部各进行10次（如图28）。

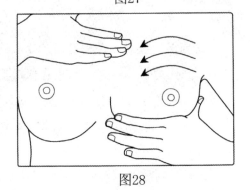

图28

振

沿着乳根方向，乳头方向高速振荡，反复进行5次。如果出现局部微热现象，效果更佳。

提拉

用揉捏手法一抓一松，反复提拉乳房10～15次（如图29）。

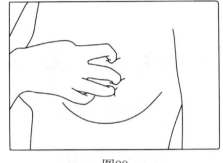

图29

进行本套按摩时，务必动作轻柔，并且提前确认乳房健康状况良好，否则可能出现相反的作用。

总而言之，乳房的保养全靠我们平时多用心，将保养工作渗透到生活当中，最好是能使之成为一种习惯。比如，在紧张地工作一段时间后，起身做做我给大家推荐的保健操，可以帮助舒经活血，有效地牵拉乳房及周围组织参与运动，防止胸部组织老化。同时还能放松我们的紧张情绪，让下一步的工作做得更出色。

家有女儿——细心妈妈应该教给女儿的那些事

人的乳房组织发育得相当早，在还是胎儿的第六周时，乳房就开始发育了。因此，人从一出生时便拥有乳房组织，甚至当时就对激素有了反应（母亲的性激素会经过胎盘而传入胎儿体内）。一些婴儿在出生3～5个月后，会出现双侧乳腺肿大，犹如蚕豆或鸽蛋大小，有时还会出现溢乳，这其实就是由于母体内的雌激素对胎儿的影响突然中断所致，而且男女婴儿都会发生这种现象。不过这种现象在数周内会自动消失，妈妈们可以不必惊慌。

从婴儿期到青春期之前，乳房的变化并不大。这个阶段保健的重点，就是保证儿童身心的健康发育。但在这个时期妈妈们也要注意，如果发现女儿的乳房出现一些异常变化，应及时就医。

我曾接诊过一位小患者，只有8岁。那天我正在门诊，她妈妈带着她一起来了。我开始以为是她的妈妈就诊，可一进来，她妈妈竟然开口说：

"大夫，麻烦您给看看我女儿的乳房，是不是有什么问题呀？"

我一听，挺惊讶的，这么小的孩子，按理说乳房还没发育成熟呢，怎么会出问题呢？

小丫头看起来很紧张，躲在妈妈的身后。我赶紧笑着对她说："宝贝儿，别害怕，来让阿姨瞧瞧，看看漂亮的小宝贝儿哪里不舒服啦？"

小丫头很不情愿地坐在我面前。我要解开衣服给她检查时，她紧张得都要哭了。我见状，赶紧跟她聊天儿："宝贝儿，你今年几岁啦？上几年级啦？"

"我8岁了，上三年级。"

"哦，8岁都上三年级啦，好棒呀！"一边聊着，她妈妈一边帮她把衣服解开了。

我一看，小丫头的乳房已经有了明显的隆起，触摸一下，里面还能摸到一些结块。我让她妈妈领她去做了B超和血清激素测定，回头又详细地询问了这孩子的情况。很快我就发现了问题，这小丫头很可能是因为平时吃的食物中所含激素太多，导致体内雌激素过剩，过度的雌激素刺激乳腺组织，导致乳房过早发育了。

最后，各项检查结果出来后，果然印证了我的判断：单纯乳房发育。经过了解我得知，这孩子是家里的"独苗"，自然也是一家人的宝贝，平时零食不断，爷爷奶奶还经常带着她去吃洋快餐；外公外婆更疼爱外孙女，平时蜂王浆、蛋白粉等滋补品都统统拿来让她吃。结果适得其反，吃出问题来了。幸好这孩子的妈妈细心，在给孩子洗澡时发现了孩子的乳房不对劲儿，这才赶忙领着孩子来医院了。

这也提醒许多家有女儿的妈妈们，平时一定要细心注意孩子身上发生的变化。现在我们的生活水平都提高了，食物也变得多样化，尤其大量含有激素成分的营养滋补品也进入了市场，使得食品中激素含量明显增多。经常吃这类食物，导致了少儿乳房异常发育症的发病率逐年上升。

所以，为了孩子的健康成长，家长不仅应尽量少让孩子吃这些含有激素成分的食物，还要时刻注意孩子的发育。一旦发现孩子有不正常的地方，尽早到医院就诊。

对于进入青春期的女孩来说，乳房的发育通常会给她们带来一种愉悦和惊惶交织的情绪。面对日渐隆起、有时会感到发胀的乳房，少女们会感到害羞、尴尬，甚至会有些困惑不安。这时候，妈妈们应该告诉女儿，不要担心你的乳房，这是乳房发育过程中的正常生理现象，多数女孩在乳房发育的乳蕾期都会有这样的感受。不要害怕，这种不舒服的感觉不会一直伴随你，它会随着乳房的发育成熟而自然消失。同时，妈妈们应该鼓励女儿多参加体育锻炼，有助于乳房的健康发育。

还有些女孩子发现，自己的乳房不对称，或者大小不一样。此时，妈妈也要告诉女儿，乳房的成长速度因人而异，一个乳房比另一个乳房长得快是常见的现象。因为处于青春期的少女，乳房的发育受体内雌激素的影响。对雌激素敏感的乳房发育就快一些，不敏感的乳房发育就会相对慢些。但到两个乳房都发育成熟，这种差别就会消失了。

另外，有些女孩常常会因为乳房的发育而感到自卑和害羞，夏天不敢穿凉快的衣服，而是裹上厚厚的外套，生怕别人看到自己日渐隆起的乳房；走路时也经常含着胸，都快成"小罗锅"了！作为妈妈，这时要告诉你的女儿，不要因为胸部的隆起而含胸驼背，因为胸部的正常发育是一个女孩逐渐长大的标志，我们不仅不能这样驼着背走路，相反，还要保持挺胸、收腹、紧臀的姿势，这样才能让自己看起来更加亭亭玉立，更像个长大了的女孩。

当乳房发育到一定程度时，妈妈们还要提醒女儿佩戴胸罩。合适的胸罩不仅能让女孩高耸的前胸"顺眼"一些，还能保护她的乳房不受损伤。当然，这要根据孩子的身体胖瘦、乳房大小来确定戴胸罩的时间。佩戴胸罩过早或过紧，都会影响乳腺的正常发育。一般女孩子在16～18岁，就可佩戴胸罩了。

在选择胸罩时，还要看胸罩的质地和样式。棉织类的胸罩具有质地柔软、吸汗性强、不刺激皮肤、通透性能好等优点，有利于保护乳房，避免擦伤皮肤。选用胸罩的型号也应大小合适，过大起不到作用，过小、过紧对乳房健康均有一定危害。

大概在去年夏天时，我接诊过一位15岁的女孩。那天天气特别热，可她进来时却穿了一件厚厚的上衣，热得脸上都是汗。她是自己一个人来看病的，一进来，我就看得出她很紧张，甚至有点不知所措。

我见状，就笑着问她："孩子，你怎么了？哪里不舒服吗？"

"我……"这孩子犹豫了一下，没说出来。

"别害怕，来，坐下跟阿姨说说，你哪里不舒服？"

终于，她鼓足勇气，对我说："医生阿姨，我摸着我的胸上有疙瘩，还疼，不知道是不是病了呢？"

"哦，是吗？别怕，来，先让阿姨给你查查，好不好？"

我一查，这孩子乳房质韧，可触及许多大小不一的痛性结节。我就问她："孩子，你能告诉阿姨，你什么时候发现有这些疙瘩的？"

"嗯……也没多久吧，可能也就最近半个月。"她想了一下告诉我。

"来月经了吗？"我又问道。

"14岁来的，可是不怎么规律，最近两个月都没来。"

通过B超检查，我发现她没有什么大碍。显然，青春期内分泌紊乱是导致她乳腺增生的主要原因。无意中，我又发现她戴的胸罩很紧，就问她："孩子，这内衣是你自己买的吗？"

"是啊，怎么了？这有问题吗？"

"嗯，阿姨觉得你这个内衣太紧了，你自己戴着不觉得勒吗？"

"勒，很勒！有时我坐着都觉得喘不上气来！不过这样也好，穿上别人看不出来了！"她说完，还跟我做了个鬼脸。

"别人是看不出来，可你自己多难受呀！这么紧的内衣对你来说是很不合适的，你看，这材质也不太透气。你现在正是长身体的时候，内衣穿戴不合适，很容易影响乳房的正常发育，引起一些乳房疾病。阿姨建议你，以后别再穿这种太紧的内衣了，选内衣也尽量选棉质的，会让你乳房很舒适。"

胸罩是友，束胸是敌。妈妈们要注意，一定不要让女孩在青春发育期间穿太紧的内衣。青春期女孩的心理是很微妙和复杂的，羞怯是她们成长过程中的一个主要的心理反应。有些女孩因为害羞，常常穿又瘦又紧的内衣，把胸部箍得紧紧的，其实这是百害而无一利的。我们的胸廓内有肺、心脏、大血管、食管等人体重要的脏器，而束胸会限制这些脏器的增长。尤其是肺，会导致肺活量变小；而肺活量小的人，体质也差。而且，经常束胸还容易令本来应该向外突出的乳头被挤压埋入乳房组织内，形成乳头内陷，给将来的哺乳带来麻烦，或哺乳时容易造成乳头皲裂。

　　另外，还有那种充填海绵、带有钢圈的定型乳罩也不适合青春期女孩，会限制女孩乳房的发育，导致乳房血流不畅，引起疼痛等不适症状。

　　还有一点需要提醒妈妈们注意的，就是要防止女孩滥用一些丰乳类的药物。一些不法美容机构会让乳房偏小的女孩口服或局部注射一些雌激素类药物，少数人用后会产生一些效果，停药后乳房会再次恢复原状。但是，这些药物在进入人体后均会产生不同的副作用，如导致青春期女孩出现月经紊乱、阴道不规则出血、乳头乳晕变黑等；一旦用药量过大或经常使用，还会促使子宫肌瘤的生长，甚至诱发子宫内膜癌或乳腺癌。

　　总之，乳房的发育是我们女性的必经之路。作为妈妈，应该帮助女儿多了解乳房、呵护乳房，教会女儿正确认识乳房，细心保护乳房，从而让女儿拥有一对漂亮、健康的乳房。

准妈妈做足乳房功课更幸福

怀孕是令女性的身体发生重大变化的一个过程。随着孕周的不断增加，许多女性会发现自己的乳房也随之发生了较大的改变。可是，我接诊过的怀孕女性或身边的一些孕期女性却常常跟我抱怨说：

"哎呀，主任，我也听说怀孕会令乳房发生变化，可我现在几乎都认不出这是我的乳房了，怎么变化那么大，而且稍微碰一下就疼得不行！"

"我的胸部本来平平的，老公以前常常喊我'太平公主'，有段时间我都想去隆胸了！现在怀孕了，乳房突然自己变大了。开始我还蛮高兴的，可仔细查看后却发现那不是我想象的那种变大，而是乳晕变得颜色很深，整个乳房都青筋密布，乳头上还长出许多可怕的小粒粒，也不知道是什么东西。您快给我看看，这是不是有问题呀？"

······

乳房是乳汁的天然加工厂，而乳汁又是宝宝的最佳食品。孕期与哺乳期都是女性特殊的生理时期，此时乳房为了适应这种特殊的生理需求，发生一些变化是很正常的。不过，爱美是人的天性，尤其是女人的天性。对于怀孕期间乳房变得不再美丽，相信很多女性是难以接受的。其实，乳房的美丽与健康不仅能满足准妈妈们爱美的需要，也能保障产后母乳喂养的顺利进行。所以，准妈妈们在孕期要尽量做足功课，这样才能让自己的乳房既不失孕期的美丽，又不会因为出现问题而影响到日后的正常哺乳。

我的一位年轻的女性朋友，在刚刚怀孕时就跑来找我，说："姐姐，你快给我看看，我的乳房怎么变成了这样啊？"

我看了一下，又帮她摸了一下，觉得她的乳房蛮正常的，没什么问题，就问她："你这不是挺好的吗？你自己觉得有什么问题吗？"

"当然有问题啦！你看看，这乳房上的血管都突出来了，这乳晕也变黑了，难看死了！而且一碰它还胀得疼，有时乳头上还有黏糊糊的东西！这，这，这都什么呀？"

我一听，笑了起来："你真是个完美主义者，连怀孕了还要求乳房保持以前的完美！我跟你说，这些都是怀孕后的正常变化。如果没有这些变化，你才应该来找我呢！"

"可是这也变得太难看了！以后生完孩子，乳房会不会就变形啦？"

"如果在怀孕期间保养得好，以后又能正确哺乳，乳房不但不会变形，还会变得比以前更加丰满、结实。再说了，就算真变形了，那也是值得的。别忘了，这可是你宝宝的粮库呀！"我笑着说。

她一听，也乐了："这倒也是。为了宝宝，变成啥样都值得！"

通常女性在怀孕的早期，也就是怀孕后的第六至第七周，乳房会逐渐增大、充盈起来；乳房皮肤下的血管也会明显突出；乳头逐渐变得大而突出，偶尔挤压乳头还会有黏稠淡黄的分泌物产生；乳晕颜色因色素沉淀的增加而日益加深。并且由于乳腺的肥大，乳房里还会有一些散布的团块。

这时候，准妈妈们往往会感到乳房不适，比如发胀、有刺痛感，或者稍微碰一下就感到疼痛，走路时都觉得沉重，好像胸前挂着两个装满东西的大布袋一样。

其实这才是乳房刚刚出现变化的阶段，你要尽快适应才行。在这个阶段，准妈妈们要把你们以前的那些价格不菲的紧身上衣和漂亮胸罩都收起来，取而代之的是松紧适宜，最好是棉质的、可调节的胸罩，而且尺码要大一些。因为在整个怀孕期间，你的两侧乳房会分别增重大约900克。900克是什么概念呢？将近1公斤哦！所以胸罩千万别买小了，否则它会限制乳腺组织的正常发育，影响今后的哺乳。而合适的胸罩既能很好地托住乳房，又能避免胸罩过紧摩擦乳头，导致乳头发炎、皲裂等。当然了，也别图省钱，索性买一个更大尺码的，想着以后乳房再增大也能用。这种不合适的胸罩根本起不到托住沉重的乳房、保护腺体舒适生长的作用。

所以，我建议大家最好到专业一点的内衣店里，根据自己当时乳房的实际尺码，买两三个能让乳房感到舒适的胸罩。而且佩戴胸罩时，还要随着胸围的增长适当调节胸罩的松紧度，让乳房随时都保持舒适的状态。

平时外出和上班时，为了保持形象可以戴着胸罩，回家后最好把胸罩取下来，让乳房放松一下，乳腺的血液循环更好一些。另外，你还可以采用热敷、按摩等方式缓解一下乳房的肿胀、不适感；或者每天睡觉前用手轻轻地按揉乳房，促进乳腺的正常发育。

到了怀孕中期，也就是五六个月的时候，受到不断升高的孕激素的影响，乳房早期表现出来的那些变化会更加明显：乳晕颜色更深，甚至变黑；乳房还会继续增大；表皮的纹理更加清晰。由于雌性激素水平上升的作用，乳头也会变得更加敏感，而且还可能会渗出一些类似稻草颜色的分泌物。而且由于乳房的增大，乳房上还可能会出现一些不太美观的花纹。在这个阶段，我们也有要做的功课。如果感到胸罩又小了的话，首先就要换一个尺寸大约增加一个或以上尺码的胸罩，而且一定要记得及时更换，免得胸罩过紧，挤压乳房。其次就是每天用温水和干净的毛巾擦洗乳头，将乳头上积聚的分泌物清洗干净。为了避免乳头干燥、皲裂，也可以在乳头上涂抹一点婴儿油或者香油、芝麻油，这样能增加皮肤的弹性和接受外界刺激的能力。

如果发现乳头有些内陷，这个阶段也要及时进行矫正。可将两个大拇指平行放在靠近凹陷乳头两侧，慢慢地由乳头向两侧拉开，使乳头向外突出；然后再将两个大拇指放在乳头的上下两侧，由乳头向上纵向拉开，并多重复几次。这个练习最好每天都做，一般选在每天早晨或入睡前做4～5次。待乳头稍稍突起后，再用拇指和示指轻轻捏住乳头根部，慢慢向外牵拉。不少准妈妈都觉得怀孕是个很难熬的过程，但其实日子很快就会来到怀孕晚期。此时，乳房的尺寸还在不断增大，两个乳头之间的距离也在不断增大。在我们的乳房里，也正在进行着神奇的变化。

在孕期即将结束时，每一侧的乳房内都会产生15～20个圆形的突起，每一个突起都由一组在内部根端的主要腺泡和一个顶端缩小开口在乳头外的乳汁输送管组成。这时，乳房已经完全能够分泌出乳汁了。所以，我们多数的准妈妈会在孕晚期发现自己的乳房出现初乳渗出的现象。如果宝宝此时提前出生，妈妈们也能够产生乳汁喂哺他了。

但到分娩前，乳房的增大速度反而会减慢。这时的胸罩要选宽肩带、全罩杯、包容性好的款式，最好是那种有侧提和软钢托的胸罩，能够让乳房向内侧上方托起，防止乳房外溢和下垂。

在孕晚期，准妈妈们会发现乳头变得更加敏感脆弱，且可能有乳汁分泌，必要时我们可以选用乳垫来保护它。护理时要注意用力适当，可用一只手托住乳房，另一只手的拇指、示指和中指捏住乳房，三指靠拢，轻轻用力压迫乳晕，然后改变位置，一直重复这个动作；也可以用一只手托住乳房，另一只手的拇指和示指捏住乳头，先向左，再向右，轻轻扭动乳头，让乳头更加凸出，防止凹陷。

说到这里我要特别提醒一句，就是我们在用手牵引乳头时，会促使垂体后叶分泌催产素，引起子宫收缩。因此，在做乳头牵引的动作时，手法和动作一定要轻柔，时间也要短。如果发现子宫频繁收缩，要立即停止牵引。特别是有早产、习惯性流产的准妈妈，不能采用这些方法来矫正乳头，只能在妊娠前或分娩后进行处理。哺乳是大自然赋予女性的特殊职责，也是我们女性最光荣、最骄傲的一个职责。而怀孕期间的乳腺发育情况，也决定着日后乳汁分泌的多少。由于这一时期乳腺会再度发育，与少女时期的第二性征发育期相似，所以对于准妈妈来说，也是一次乳房再发育的大好时机。做足孕期的乳房护理工作，对准妈妈和即将出生的宝宝都很有好处，我们大家一定不能忽略了这个重要的过程。

更年期乳房那些事儿

不少中老年女性朋友都觉着：我都更年期了，绝经了，卵巢功能已经退化，乳房也已经萎缩，腺体进入了平静的老年期，基本完成了它一生的任务，退出了"历史舞台"。所以，我以后也不需要再关注乳房了。

我要告诉大家的是，这种想法是错误的。女性在进入更年期后，由于卵巢功能退化，体内的雌激素和孕激素分泌减少，导致乳房发生了一系列的变化。比如，乳房体积变小、松软下垂、皮肤皱襞增加等。当然，也有个别女性由于肾上腺皮质产生雌激素，肝脏代谢雌激素功能减退，导致乳房出现"返老还童"的变化——乳房不但没有萎缩，反而还胀满增大了。还有些体型偏胖的女性，由于腺体组织被脂肪组织代替，乳房体积可能不会发生明显的变化，但这不代表乳房本身没有发生变化，它实际还是在不断衰老的。

正因为我们的乳房即将衰老，不少疾病也会在此时凸显出来，所以我们不但不能忽略它，反而还应该比以前更加关注它的健康。我们大家都唯恐避之不及的乳腺癌，其高发年龄就是在四十五岁以后，也就是女性更年期前后。所以，更年期乳房的那些事儿，我们更应该认真对待。

有一次我门诊就来了两位患者，一位五十出头的阿姨和一位二十多岁的姑娘。这位阿姨看起来有点扭捏，像是被旁边的姑娘拉着进来了。

"你们好，请问两位谁不舒服呀？"我微笑着问她们。

"是我，大夫。"这位阿姨边说着，边坐在我面前的椅子上，然后叹了口气，说："唉，是这么回事。我们社区的两位大姐最近都查出乳腺癌了，给我吓得够呛。我这就想着，还是赶紧来看看吧！"

"是吗，那您哪里不舒服呢？"

"我吧，就是有点乳头内陷，已经半年多了。我就想，都这么大岁数了，乳房也没啥功能了，陷就陷呗，也没理会。再就是吧，这么大年纪了，我也有点不好意思来。"说完，她不好意思地笑了一下。

"嘿，大姐呀，有不舒服就要抓紧瞧，这是很正常的，没啥不好意思的！"我尽量让气氛缓解一下，让她不至于太紧张。

"就是的，"那位姑娘插话说，"自从社区里的两位大妈得癌后，我妈就总闷闷不乐的，有时还显得心不在焉，我就问她怎么了。开始她还不说，后来才告诉我说有点乳头内陷。我说那赶快去医院看看呀，有问题可别耽误了。她还不想来，说不好意思，这不，硬让我给拉来了！"旁边的那位姑娘一看就是个敞亮人，说话干脆利落。

"您姑娘说得有道理，有病就该早看。来，大姐，我先给您查查，可以吗？"

她掀起衣服，我看了一下，左侧乳房的乳头有些凹陷，其实严格来说，不是乳头凹陷，而是乳头边缘的皮肤出现了轻度的凹陷，带着乳头也有些轻度回缩了。我摸了一下，里面还能触摸到很硬的肿块。依靠我多年的临床经验，我判断这应该是乳腺癌。

所以，我顿了一下，对她说道："大姐，您这个乳头凹陷还真有点小问题，而且乳房里面还长了个小东西，但究竟是什么，还需要进一步了解才能确诊。咱先住院，好好做个检查，可以吗？"

"啊？那是不是乳腺癌呀？"旁边的姑娘惊恐地问。

"是不是乳腺癌，现在还不能完全确定，得做进一步检查才能确诊。"

于是，这位大姐住院了。一周后的手术证实我的判断是正确的，万幸的是，这位大姐的乳腺癌尚处于早期。

为什么到了更年期更容易得乳腺疾病？难道更年期真的是女性的多事之秋吗？

的确如此。我认为，这应该从生理和心理两个方面来找原因。生理方面的原因主要有四点：

（1）乳腺属于性激素的靶器官，受内分泌的影响较大。女性进入更年期后，卵巢功能减退或消失，内分泌出现紊乱，很容易引起各种乳腺疾病。

（2）更年期后乳腺组织萎缩，出现纤维或脂肪组织增生，也容易引发乳腺疾病。

（3）更年期女性的体内脂肪代谢容易发生紊乱，这些过量的脂肪会导致雌激素和催乳素合成增多，刺激乳腺组织，诱发乳腺癌。

（4）进入更年期的女性，机体免疫能力也呈逐年下降的势态，这也容易为乳腺癌的发生提供可乘之机。

而从心理因素来看，进入更年期后，很多女性变得急躁、易怒，情绪紧张、抑郁，还经常伴有失眠、头痛等症状。研究发现，当人出现抑郁、情绪沮丧时，就会促使体内激素分泌过剩、血液中的T淋巴细胞明显减少、免疫功能下降。而且中医也认为，长期郁郁寡欢的女性，会因为气血瘀结而患乳腺癌。

所以说，不管是即将进入更年期，还是已经进入更年期的姐姐、阿姨们，千万别觉着自己年纪大了，乳房已没什么具体的功能，只会"和你一起慢慢变老"了。要真这么想，一旦哪天它出点问题，那就一定是个让你措手不及的大问题了。

进入更年期后，我们更应该关注乳房的健康，除了坚持进行自检外，还要定期到医院做专科检查。对乳房突然出现的异常感觉、乳房体积形态的改变、乳房肿块、乳头溢液等情况，要及时就诊。

另外，由于中老年女性卵巢分泌的激素开始减少，乳房生理活动日趋减弱，乳房体积也逐渐变小。即使增大，也只是脂肪在增加，令乳房变得松弛，失去以往的弹性和紧致感，影响美观，所以日常保养也显得十分重要。我在这里给大家提供几种比较有效的保养方法：

（1）经常按摩乳房，促进乳房的血液供应。这里不得不提一下许多明星都大力推荐的喷头刺激法，即每天坚持在淋浴时借用喷头的水力对两边乳房进行按摩，夏天还可以尝试冷热水交替进行，以刺激乳房组织的血液循环。还有就是临睡前的按摩也很重要，可以涂抹适量的胸部乳液，然后用手掌从乳房的中心位置开始，以画圈的形式向上按摩至锁骨位置，再把范围扩大到乳房周围继续做螺旋状按摩。每个动作重复10次，直到胸部感觉隐约发热为止。这样不仅能有效促进胸部的血液循环，还能改善乳房外扩和下垂的现象。

（2）加强胸部的锻炼，促使肌肉健壮，也可以经常做做我们前面教给大家的乳房保健操。

（3）无论身材是不是走形，都要佩戴尺寸合适的胸罩。在选择胸罩时，尽量选择肩带较宽、腋下两端较宽厚的胸罩，而且注意胸罩的钢圈不要强压住胸部。

（4）注意饮食调节，保持营养均衡，可适量吃一些脂肪类食物，但不要过于肥腻厚味，也尽量少吃烧烤、煎炸类的食物。如果再坚持适当的户外运动，保持开朗的心情，可以在一定程度上延缓乳房的衰退。

（5）不少老年女性为了减轻更年期综合征引起的症状，会接受激素替代疗法。我建议大家还是慎用含有雌激素的美容化妆品和药品比较好。如果一定要用，也要在专业医生的指导下使用，以免增加患乳腺疾病的概率。

第三章

天下女性的一箩筐乳房问题

作为女性特有的骄傲，乳房也是一个特别脆弱的器官，容易遭受各种疾病的侵扰，甚至还会带来生命危险。所以，女性也常常会被乳房出现的各种问题所困扰。稍不注意，就可能发现自己掉入了那一箩筐的乳房问题当中。

你知道和不知道的乳腺疼痛

很多女性都有过乳房疼痛的经历，由于乳腺癌的发病率不断升高，大家往往都十分紧张，担心自己的疼痛与乳腺癌有关。其实据研究发现，疼痛最少见的原因就是乳腺癌。早期的乳腺癌很少有疼痛感，只有到了晚期，肿物特别巨大，或肿物侵及神经，或肿物破溃后合并感染时，才有明显的疼痛感。

乳房疼痛的原因很多，我们所能感受到的"乳房疼痛"实际上不仅包括乳房本身的疼痛，还包括其他原因引起的乳房区域疼痛，其中最常见的就是胸壁疾患，如胸部的创伤或肌肉拉伤、肋软骨炎，以及胸部的内脏疾患，如心、肺疾病等，都可引起乳房区域的疼痛。

对于乳房疼痛的各种原因，我们应该区别对待。大家通常都觉得，乳房一旦出现疼痛，肯定就是我们的乳房出现了问题，这是我们所知道的原因；而我们所不知道的，可能还有其他原因会引起的乳房区域疼痛，比如心绞痛。因此，在进行乳房疼痛分析时，我们首先应将乳房以外的原因排除出去。

我曾有一位病患，是位六十多岁的阿姨。有一天，她来到我的诊室，对我说："大夫呀，您快给我瞧瞧，我这左侧的乳房疼得怎么这么厉害呢？这到底是怎么回事儿呀？"

我给她查了一下，发现她的乳房并没有问题，我就问："您是怎么个疼法呢？是随时疼，还是偶尔疼？"

"不是随时疼，它老是半夜疼，我总是在半夜里被疼醒了。"

"那疼醒后，您还有别的不舒服的感觉吗？"

"哎呀，一疼醒过来，我就觉得我喘不上气来，很憋气！"

我又听了一下她的心脏，杂音特别明显，节律不齐。于是我分析，这位病患的乳房疼痛并不是因为乳房本身的原因，很可能是心脏问题。

我又问她："您以前看过心脏科吗？"

"没看过，我就觉得是乳房疼，应该看乳腺科才对。我以前也看过很多次乳腺科，可就是看不好，但也没人让我去看心脏科。"

我点点头，又对她说："我给您做了检查，您的乳房没有问题，我建议您去看看心脏科。您的疼痛很可能是心脏引起的。"

"啊？不是乳房的问题吗？那我这是乳房疼，不就应该是乳房的问题吗？"

"您的乳房没有问题，很健康，但有时乳房疼痛也可能是其他原因引起的，比如一些心脏疾病，也会引起乳房区域的疼痛。您现在这种情况就很像是心脏疾病引起的疼痛，所以我建议您去看看心脏科。"

她离开我这里后，就去看了心脏科。几天后，她又来到我的诊室。一进门，她就笑容满面地说："哎呀，王主任，我是特意回来感谢您的。多亏了您呀，帮我找到了乳房疼痛的原因。我一直都觉得自己是乳房疼，也吃了很多治乳腺疾病的药物，但总是不好。幸好您提醒我，我去心脏科查了一下，结果大夫说我是典型的心绞痛，还有冠心病，挺严重呢！一旦心绞痛发作，就可能出现心梗。要不是您提醒我，我这情况不知道啥时候老命就交代啦！"

这个案例提醒我们，有些乳房疼痛并不是乳房本身的问题，很可能是其他原因导致的。尤其是左侧乳房疼痛，如果到乳腺科做了详细的检查后，发现乳房没有问题，可就是不明原因地疼痛，那么你就该考虑可能是由其他原因引起的，比如心脏病等。

除了以上这些我们不清楚的原因导致的乳房疼痛外，还有一些本身就由乳房问题引起的疼痛，这类疼痛通常包括周期性疼痛和非周期性疼痛两类。

周期性疼痛与我们的月经周期有关，通常月经前疼痛最重，月经后逐步缓解。此类疼痛大部分是生理性或是乳腺增生性疾病的表现，是体内女性激素周期性变化所致。因为我们的乳腺是成对的器官，因受激素的影响，所以常感到双侧乳房同时发生疼痛。

非周期性乳房疼痛不论是在时间上还是程度上都没有明显的规律，这种疼痛与月经周期也没有明显关系。相对于周期性乳房疼痛来说，非周期性的乳房疼痛更应得到重视。非周期性乳房疼痛绝大多数也是因乳腺良性疾病所致，由乳腺癌引起的疼痛较少。但如果乳房疼痛出现进行性加重、由周期性疼痛变为非周期性疼痛，以及绝经后老年女性的乳房出现疼痛等情况下，我们就要引起重视，及时到医院进行专科的检查。

我有一位患者，在这方面就给我们大家上了很好的一课，提醒我们对乳房疼痛现象必须重视，因为有些时候乳房疼痛也可能是由乳腺癌引起的。

有一天快下班时，我正在病房办公室，一位患者直接就跑来找我了。

"大夫，我要住院！"她有些气喘吁吁地说。

我一看，是一位五十七八岁的老大姐，看起来情绪也很激动。

"为什么要住院？您有什么不舒服吗？"

"我乳房疼，去了好多家医院，都没查出问题。可是我不信，我就是要住院！您收我住院吧！"

那天刚好是周末，已经下午5点了，我就说："老大姐，您看今天周末，即使住进来，也不能做检查了，这样，您先回去，周一过来，我们先在门诊查查看有没有问题再定，好不好？"

"不行，我一定要今天住院！"

我当时觉得不理解，好端端的也没查什么问题，怎么就住院呢？所以就问她："您连门诊都没看呢，为什么就非要住院呢？"

"哎呀大夫，我是一定要住院的，我肯定生大病了！"

"那好吧，您先坐下，我给您检查一下吧。"

她是左侧乳房疼痛，我给她查了一下，发现她的乳房没红没肿，也没摸到包块，边缘上稍微有一点增厚，并没有其他明显的异常。但我还是不太放心，毕竟这么大年纪，有些问题很容易被忽略，所以我又对她说："大姐，目前没查出什么问题，您听我的话，周一到门诊，我给您开个单子，您好好查查，然后我们再看要不要住院，行吗？"

"不不不，我不等周一，我就要今天住院，住进来再检查！"她很执拗。

"您看您先住进来了，万一没事儿，钱不是白花了吗？咱周一来，先好好检查一下，拍个片子，做个B超。"

"不行，我就今天住进来。王主任，您就帮个忙，今天就收我住院吧！您要今天不让我住，我就不走啦！"

我真是非常纳闷，她的乳房检查也没什么明显问题，她为什么觉得疼，非要住院不可呢？可她非常坚持，最后我也只好先收她住院。

我笑着说："您这住进来，要是检查完没啥事，您可不能怪我们哈！"

"肯定不会，算我求您，就让我住吧。我只有住进来才觉得踏实。"

住进来后，周一那天我让她拍了片子。一拿到片子，我傻眼了。在她的乳房很深的位置，有一个直径约1厘米的小癌灶，很小，所以我当时没摸到。可是，她却神奇般地感觉到了，而且说就是那点疼痛，说得非常准确。

这位患者的经历其实也在提醒我们广大中老年女性朋友，在更年期绝经后，如果出现乳房不明原因的疼痛，一定要引起重视。因为绝经后，女性体内的雌激素水平会大幅下降，乳房随月经周期而出现的增生与复旧的周期性变化不复存在，从而进入了相对的平稳，正常情况下也不会再出现疼痛不适的现象。然而，绝经后的女性从年龄上已进入乳腺癌的高发期，所以一旦出现乳房持续疼痛，排除其他心、肺方面的病症后，这种情况肯定是不正常的，而一定是你的乳房本身出现了问题。

后来，我再关注此类问题，又逐渐筛除了一些问题。我也从中明白了一个道理，那就是所有的医疗经验是积累的，是病患们帮我们成长的。

母乳喂养降低乳腺增生发病率

女性的乳房是一种美的标志。通常来说，女性在进入青春发育期后，乳房便开始发育，呈半球形隆起，塑造出女性完美的曲线。可是，这乳房偏偏又是我们女同胞们的多事之"丘"，因为乳房不仅是女性的哺乳器官，还是身体上的性器官，受机体内雌激素的影响。有时哪怕你体内的雌激素水平并不低，乳房也会出现问题，如发育不良、出现某些乳腺疾病等。

在所有的乳腺疾病当中，乳腺增生症是最为常见的，而乳腺增生引起的疼痛症状困扰着许多女性。乳腺增生与乳腺癌的关系更令广大女性朋友为之紧张。其实，乳腺增生是一种常见的非炎性、非肿瘤性、以乳腺实质及间质不同程度增生为主要临床表现的病变。它的发生与女性内分泌失调有关，主要是由于孕激素水平低下而雌激素分泌过量，长期作用于乳腺组织的结果。

那么该怎样预防乳腺增生的发生呢？这首先要从引起乳腺增生症的病因说起。我刚才说了，乳腺增生症是由于女性内分泌功能失调所致。只要我们消除了导致内分泌失调的原因，就可以减少乳腺增生的发生。

引起内分泌失调的病因很多，甚至有一些原因目前还都不是很清楚。所以，我们只能从已知的原因进行预防。比如，人工流产容易导致内分泌失调，那么女性朋友就应尽量避免计划外怀孕，减少人工流产次数，防止年轻时就患上乳腺增生。

　　精神紧张、情绪抑郁、过度劳累等，也是影响女性内分泌的重要因素，极易引起乳腺增生。由于这些因素常常伴随在现代社会生活中，尤其是知识分子阶层，所以人们也把这些原因导致的乳腺增生称为一种"现代病"。要避免这种"现代病"的发生，女性朋友就要在社会生活中保持愉快、乐观、健康的心态，注意劳逸结合，这将有助于内分泌的平衡，减少乳腺增生的发生。

　　还有一部分乳腺增生的患者，就是那些生育后不愿意进行母乳喂养的女性朋友，她们也非常容易患上乳腺增生。而且，她们在乳腺增生患者中所占的比例还不低！

　　之所以不愿意进行母乳喂养，是因为她们更注重自己的体形美，担心胸部的丰润坚挺、结实饱满在哺乳后会消失，让乳房变得松弛、下垂，影响美观。所以，她们不愿用母乳哺育宝宝，甚至还有些年轻女性产生了不生宝宝的念头。

　　其实，这种担心是完全没必要的。女性在生产后，如果能采取合理的哺乳方法，不但不会影响乳房的美观，反而还能更利于乳房的健康，减少乳腺疾病的发生。

　　我们不少女性可能都认为，母乳喂养只对宝宝有好处，能让宝宝吸收到更多的营养。只要不造成宝宝营养缺失，不进行哺乳也没什么大影响。其实很多年轻妈妈可能不知道，母乳喂养最大的受益者首先是妈妈，其次才是宝宝。

　　我有一位患者，她在没生宝宝之前，两边的乳房都有增生，曾在我这里进行了一段时间的治疗。后来宝宝出生后她坚持母乳喂养。停止哺乳后，她又来我这里做常规检查，结果发现只有一侧乳房还有增生，另一侧乳房的增生已经消失了。这也反映了一个事实，就是怀孕和哺乳可以成为乳房复原的良好时机。

　　而我的另一位患者，情况刚好相反。有一天，她来到我的诊室，我一看，一位很时髦的女士，二十六七岁的样子，很漂亮，身材也很好。

　　她在我面前坐下后，我就问她："您哪里不舒服呀？"

　　她很着急地说："主任呀，您快帮我看看，我这乳房好像有好多小块块，摸上去还有点痛，右侧的腋窝处好像还比左侧多出一块肉来。"

我一查，还真是。她的两个乳房都能摸到一些小硬块，很明显的乳腺增生，右侧腋窝还有副乳。不过，为了保险起见，我还是让她做了个B超检查。

过了一会儿，她拿着B超报告回来了，果然，两乳乳腺增生，右侧副乳。

"主任，您说我这以前好好的，也没什么毛病，就从生完孩子后，乳房就疼，这怎么还有增生和副乳了呢？"她对自己的病情很不解。

一听她说生完孩子后，我就猜个八九不离十了。我问她："你是用母乳喂养宝宝吗？"

"不是呀！我听人家说，母乳喂养会影响身材，会导致乳房下垂什么的。我的职业比较特殊一点，是个内衣模特。我担心乳房变形下垂会影响到以后的工作，所以产后我就把奶退了。可是，这跟我得乳腺增生有什么关系呢？"

"当然有关系啦！"我说，"如果你以前没有乳腺增生，那么现在的乳腺增生有一部分原因就是你放弃母乳喂养造成的。"

"放弃母乳喂养还会导致乳腺增生？"

"对呀！是这样的，女性在怀孕、哺乳期间，体内孕激素分泌比较充足，可以有效地保护和修复乳腺，减少乳腺增生和其他乳腺疾病的发病率。相反，不采取母乳喂养，腺体暴露在孕激素作用下的时间短，反而容易导致体内内分泌失衡，影响乳房修复，增加患乳腺疾病的风险。再说，如果胸部保养得当，进行适当的健胸锻炼，哺乳时间适宜，哺乳后乳房的外形不会受到太大影响。"

"哎呀，那看来我还是多此一举了呢！说实话，当初不让宝宝吃母乳，我还真挺不忍心的呢！"

您看，本来是对妈妈和宝宝都有利的一件事，却因为放弃母乳喂养而让妈妈和宝宝的健康都受到了一定的影响，这何苦来呢？

通过这个案例，我也是想再次提醒姐妹们，母乳喂养并不像我们想象的那样，会导致身材发胖，乳房变形、萎缩，影响我们优美的体型。女性在怀孕后，乳房都会有所改变，而乳汁的分泌则会消耗怀孕期间身体积蓄的脂肪，有助于妈妈身材的恢复。如果在母乳喂养过程中再佩戴合适的胸罩，掌握正确的喂养方法，在断奶后，乳房基本也都能恢复到原来的形状，而且还不容易患上乳腺增生等疾病。

在这里，我也为那些担心母乳喂养会导致乳房变形的妈妈们支支招，只要在哺乳时注意下面几点，就不必过分担心乳房会出现下垂和萎缩现象。

（1）哺乳时不要让宝宝过度牵拉乳头。每次哺乳后，用手轻轻托起乳房按摩10分钟。

（2）每天至少用温水洗浴乳房两次，这不仅有利于乳房的清洁卫生，还能增加悬韧带的弹性，防止乳房下垂，起到乳房保健的作用。

（3）每次哺乳前，轻轻按揉或热敷乳房，有助于疏通乳汁通路。在哺乳时，让宝宝多吸吮乳房，可以起到促进乳房疾病好转的作用。

（4）哺乳后，尽量将乳汁排空，避免乳汁淤积，否则容易导致急性乳腺炎。

（5）哺乳期应佩戴柔软的胸罩，防止乳房下垂。胸罩的材料以棉质最好，可以减少对乳房的局部刺激；松紧也要以舒适为宜，使其发挥最佳的提托效果。

（6）坚持每天做扩胸运动，锻炼胸部肌肉，增强乳房的支撑作用。

（7）虽然我们提倡母乳喂养，但哺乳的时间也不要太长，一般以6～10个月为宜，最好不要超过12个月。这样可防止因哺乳时间过长而引起的卵巢功能抑制，避免造成乳腺过度萎缩、功能退化。

乳腺增生不是癌

我的门诊每天都会接诊很多患有乳腺增生的患者。在检查过程中，除了触诊，我也会建议一些患者去做乳腺B超检查或乳腺钼靶检查。而拿到检查报告单的女性，常常能在报告上看到"乳腺增生""囊性病变"等字眼儿。对于一些不太了解乳腺增生这一病症的女性，可能顿时就会感到一阵恐慌：

"哎呀，乳腺增生？那就说明我患上乳腺癌了吧？"

"这可怎么办？是不是要动手术切除啊？"

······

事实上，乳腺增生是乳腺的一种常见良性病。它既不是炎症，当然也不是癌症，而是机体对内分泌不平衡所起的生理性反应，是乳腺正常结构的紊乱。

乳腺增生是女性朋友最常见的一种乳房疾病。现在，我们的生活条件虽然比以前提高了很多，但生活压力也相应增大了。作为社会半边天的女性，变得越来越强势，希望与男人一样，在事业上闯出自己的一片天地，证明自己的人生价值。这样的女性很值得我们赞赏！可是，过大的压力也会让女性乳腺增生的发病率上升。在我们乳腺专科门诊，乳腺增生的患者就占到门诊病人的50%左右。即使在普查人群中，也占到女性的20%～40%。再说一个让广大姐妹们咂舌的数据，曾经有一项非常权威的健康调查显示，现如今有70%～80%的女性都有不同程度的乳腺增生现象。怎么样，吃惊吧！

如此多的女性都患有乳腺增生，而乳腺癌的发病率也在逐步上升，这令许多女性谈癌色变，对自己所患的乳腺增生担忧不已，生怕自己的乳腺增生也会发展成乳腺癌。

有一天，我正在门诊给患者看病，忽然，我听到门诊外传来轻轻的啜泣声，就是那种强忍着、压抑着，但又特别伤心的、忍不住的啜泣声："呜——呜嗯——"

我忽然一惊，心想：坏了，这一定是个比较重的情况，患者心里接受不了了！

"嗯——呜——"

哭声越来越大，扰乱了我的心神。我终于忍不住站起来跑到门口，想看看到底是怎样的一个患者，能哭得这么让人揪心？

门外靠墙处，站着一个二十一二岁的女孩，哭得双眼红肿，满脸的泪水。我急忙问："孩子，是你要看病吗？"

"是……我……呜——"她抽泣得几乎说不出话来。

我原本以为她会是来给家人咨询病的，可能是亲人患了比较重的病，所以她很伤心。我没想到是她自己，这让我感到很意外。

我急忙跟诊室内的其他患者商量："朋友们，让这个小姑娘先看看，好不好？你们看她哭成了这个样子，可能情况不太好。"

"哦，可以，可以的！"诊室里的其他病患也看到了门外不断抽泣的小姑娘，都纷纷同意先给她瞧病。我猜，她们当时的想法一定跟我一样：这个女孩得了很重的乳腺病

女孩进来后，坐在我面前。

我问她："孩子，先别哭，阿姨先给你看看，到底是哪里不舒服呢？"

"呜——上星期……呜——"女孩开始变啜泣为放声大哭。

"孩子，咱们不哭不哭，好吗？上星期怎么了？"我着急地问。

"我们单位体检……说我……呜——"她的哭声更大了。

我觉得情况更不妙了，"单位体检"，这肯定是检查出毛病来了！我又

急忙安慰她说："孩子，咱先不哭啊，没事儿的！不管体检说什么，阿姨都能给你治！"

为了让她停止哭泣，我甚至给她打了"什么病都能治"的保票。没办法，她哭得停不下来，我没法给她看病呀！

我见她哭得实在厉害，还是什么话都说不出来，只好又说："孩子，别怕，先让阿姨给你瞧瞧，给你看看到底怎么回事，好不好？"

我认真给她检查了一遍。检查完我懵了：咦，这也没啥事儿啊！

我又问："孩子，上星期你们单位体检，说你怎么了？"

"说我……说我是……轻度……乳腺增生……"她抽泣着，终于说出了单位体检后的"故事"。

"哈哈……"诊室门口的病患们一听，都忍不住大笑起来。大家刚刚都被她的哭声弄得心提到嗓子眼儿了，现在一听说她"轻度乳腺增生"，都觉得这简直是个太有戏剧性的结果了！

我也忍不住笑了起来。我又问："孩子，轻度乳腺增生为什么让你这么紧张呢？"

"人家说……说……乳腺增生就是……癌……我觉得，我快活不了了！我才21岁，阿姨，我……不想死。阿姨，您救救我吧……呜——"

"孩子，阿姨可以很负责任地告诉你：乳腺增生不是癌！所以，你不用这么伤心了！"我笑着说。

"啊？是……是真的吗？"听完我的话，她似乎有些不相信，但哭声却是真的止住了。

"当然是真的！阿姨是医生，怎么能乱说呢？你放心吧，你的轻度乳腺增生既不严重，更不是癌"我很郑重地告诉她，这下她似乎放心了。

我给她开了一点药，告诉她一些注意事项，她一下子兴奋得仿佛重生了一样，离开了诊室。

这虽然是一个很有趣的案例，但从中也反映出一个问题：很多朋友不知道乳腺增生与乳腺癌之间的关系，甚至将两者之间画等号，这是非常不科学的。

　　我们来打一个简单的比方，乳腺增生与乳腺癌其实是一种"远亲"的关系。从来源上来说，乳腺增生与乳腺癌都是乳腺上皮细胞的过快增长。不同的是，乳腺增生是良性的、可控的细胞堆积，而乳腺癌则是恶性的、不受控制的细胞快速生长。而且，这种恶性细胞还可能进入到血液或淋巴液，继而转移到身体其他部位。

　　所以，我要告诉大家的是：乳腺增生虽然不是癌，但也不能对它视而不见。你对它视而不见，它日后就可能成为一颗定时炸弹！我就有这样一位病患，得乳腺增生五六年了，开始时感觉乳房有些硬块，就来我这里检查。我检查后告诉她，她患上了乳腺增生，不过增生并不严重，也没大问题，只要定期复查，及时清除病灶就可以了。可是，我的提醒并没有引起她的重视，此后几年她也一直没来我这里复诊，当然后来她告诉我，她也没有再到其他医院复诊。去年她来我这里告诉我说，她感觉前年开始左侧乳房似乎出现了小硬块，以为还是增生就没管它。没想到那个肿块越来越大，而且腰也莫名其妙地疼起来了，才又来到我这里检查，结果已经是乳腺癌并腰椎转移了。

　　女性的乳腺本身就不是均质的，有时患者自己很难判断是否有新发肿物。基于现今乳腺癌的高发病率，我还要再叮咛一句，如果患了乳腺增生，或伴发有囊肿，一定要按照医生的建议及时复诊检查，别等真发展成肿瘤才后悔不已。那时你即便肠子都悔青了，也于事无补！

　　乳腺增生患者一般半年到一年就应复查一次，有症状改变时更要随时就诊。那有人要问了，是不是任何时候复查都可以呢？并不是这样的。复查最合适的时间就是月经干净后的5～10天。大家可能都知道，乳腺增生与乳腺癌的共同特点之一就是乳房里面都有肿块存在。但你们不知道的是，两者的区别就是乳房肿块的出现时间。乳腺增生是在月经前期发现有乳房肿块，随着月经到来时激素水平的改变，肿块会逐渐变小甚至消失；而乳腺癌的乳房肿块却很顽固，它是持续存在且不断增大的，不会因为月经来了它就有所改变。所以选择在月经干净后5～10天就诊，医生就能通过此时乳房内的周期性肿块的是否消退来判断病灶的类型。

　　除定期到医院复查外，姐妹们也可以自己学着对乳腺进行自我检查，这种自我检查对及时发现病症是很有帮助的。因为在门诊中，我遇到很多乳腺癌患者，最早都是自己在洗澡、换衣服或睡觉时，无意中发现乳腺有不正常的地方，然后及时到医院检查后确诊的。关于自我检查的方法，我们在前面已经教给大家了，这里就不再重复叙述了，大家按照方法自己进行检查即可。

五段私密对话，告别乳腺增生

这天，我正在门诊看诊，看完一个病人后，一下子进来五位女性。

我说："为了保护病患的隐私，你们一个一个按顺序来就诊，好吗？"

"我们几个都是一块儿的。"她们回答说。

原来她们都是一个单位的，在医院做完健康体检后，都发现有乳腺增生。她们心里都很害怕，一旦发展成乳腺癌，小命儿可不就要交代了吗？所以几个人一商量，就赶快到医院做进一步检查和治疗了。

看着她们紧张的样子，我笑着说："你们现在心里一定很怕吧？压力一定很大吧？我给你们吃一颗定心丸吧，在你们脑子里有个错误的认识：乳腺增生就是肿块，肿块就会发展成肿瘤、癌。我告诉大家：乳腺增生它不是癌，它是一种良性病变，癌变的概率也非常小。所以，你们现在大可让惊慌的心平静下来了。"

"呼——，吓死我们了，不是癌啊！天呐，害得我这几天晚上都睡不好觉！"

"我也是，听您这样一说，我就放心了。"

看着她们放心的样子，我又提醒她们："但是，不是癌也不能不管它，因为乳腺增生对于女性健康的危害也不小哦！既然你们几个都过来了，我就给你们说说这不是癌但仍会伤人的乳腺增生吧！来，你们分别讲讲你们的工作和生活，我给你们分析分析！"

"我先说。"这位女士一看就是个性格活泼外向的女性。她说："大夫，我觉得我得这病，主要和我的工作压力有关，我平时的工作压力太大了！"

"你从事什么工作的？说来听听吧！"我笑着说。

"我是做企业策划的，每天都要挖空心思想最新的策划方案。而且，我对甜食特别情有独钟，总感觉那甜甜的味道能让我心理压力得到缓解。"

"看看，您自己都知道发病的原因。"我说，"您说得很对，压力和高糖饮食的确是导致乳腺增生的一大诱因。当我们的心理承受巨大的压力时，身体之间的平衡关系就会被打破，造成脏腑失调，内分泌异常，从而诱发乳腺增生。另外，糖和脂肪在体内代谢的过程中相互转化，高糖会导致过多的脂肪堆积，从而出现体内激素紊乱现象，日积月累，就形成乳腺增生了。"

"那我该怎么办呢？"

"嗯，告诉您一个秘方吧！"我故作神秘地说。

"啊？什么秘方？"她看起来既好奇又激动。

"户外扩胸加深呼吸。"我笑着说。

"这还算秘方哪？"

"哎哟，您可别小瞧这个方法，它可是很有效的哦！来，记住我告诉你的这个'秘方'吧，绝对管用！在工间操时间走出写字楼，双手握拳，向后振臂，做大幅度的扩胸运动，在整个过程中保证深呼吸。每天坚持10分钟，内心淤积的压力就会逐渐消失。您还可以多吃些南瓜，南瓜不但会帮助身体控制糖分，还能行气通络、化淤散结，常吃南瓜，能调节身体平衡，排出体内过高的糖分，并让循环畅通无阻，减轻增生。"

听了我的话，她不住地点头："原来这些小方法还有这么大的作用呀！"

第二个女孩子有个很好听的英文名字，叫Chris，姑且就叫她克丽丝吧！她打扮得很时髦，长得很漂亮，身材也很好。

她说："大夫，我平时脾气不好，爱发火。另外，我的增生好像比较严重。"

"是吗？来，我给你查查。"

我在给她检查时，发现克丽丝的乳罩扣得特别紧，就问她："您平时穿内衣都这么紧吗？"

克丽丝脸红了，她小声说："这样不是会显得胸部挺一些嘛！"

"嗯，您的问题出在两个方面，第一个您已经发现了，就是爱生气。人生气的时候，就会令胸腹形成一种'横逆'气流，破坏原有循环的平衡，使乳腺迅速'增肥'。我教您个方法，叫'有效生气法'，就是寻找一个温和的发泄方式。比如港剧中经常会出现的吃橙法——在自己非常气愤的时候，将所有不高兴的事请都写在橙皮上，然后毫不犹豫地剥掉皮，把橙吃掉。吃完后您会发现，自己的情绪平静了好多，怨气也很有效地发泄掉了！"

"您这个方法太有趣了！"她听了笑着说。

"有趣归有趣，您可别小看它啊，这可是心理学上的好方法！"我故作神秘地笑着说。

"嗯！我听您的！"

"第二个原因就是您这个内衣的问题。事实上这个问题不光您一个人有，很多女性都有这个问题。在很多女人看来，内衣就是装饰品，只要能塑造出完美的胸型，令乳沟完美而性感，就是它的任务。其实不然，内衣也是乳腺的一个最好的保护伞。如果扣得过紧，势必会造成乳腺循环的阻塞，血流不畅，毒素无法排除，而营养也无法及时输送，让增生现象'愈演愈烈'。所以，您以后穿内衣时要注意，说内衣不要太紧并不单单是调整到宽松就行了，还要懂得分门别类。比如在运动时，就要选择纯棉、吸汗的运动内衣，而不能与日常内衣同穿；胸罩最好每半年就更新一次，这样不会导致细菌囤积，对乳腺健康有利。"

第三个女孩子名叫韵齐，其实在来的这五个人里面，我觉得这位女士的身体是最差的，做医生多年的直觉也让我开头就问她了这样一个问题："你做过人流吗？"

"我做了三次人流了。"她说。

原来如此，避孕药、人流可都是乳腺增生的"闺蜜"啊！

当时我就告诉她，首先，有个别紧急避孕药中所含的激素成分会导致内分泌紊乱，从而诱发乳腺增生。所以，要科学地避孕，一般来说工具避孕是很安全的方法。

女性一定要避免人流，懂得珍爱自己的健康。这是因为妊娠期间雌激素水平急剧上升，腺泡增大，而人工流产后，妊娠被忽然终止，体内激素急速下降，导致腺泡变小甚至消失，短时间内乳腺出现剧烈变化，身体内部难以适应。而且，乳腺此后的复原也大多不完全，增加了乳腺小叶增生的概率。因此，我提醒她，一定要有计划地妊娠，减少不必要的妊娠。

第四个女孩子名叫缇娜，我问了她上面三位女士的问题，她都没有。不过，当医生的就是得"刨根问底"。

"您的夫妻生活怎么样？"我问。

听了我的这个问题，她的脸红了，小声说道："我老公被派到美国工作了，我一个人在国内。这两年来我基本不怎么过夫妻生活。"

"对了，您的问题就出在这里。夫妻生活不协调也会增加乳腺增生的发生概率。"

其实，性生活规律影响的并不只是夫妻感情，对于女人的内分泌影响也不小。性爱具有调节女性内分泌、刺激孕激素分泌的作用，可以增加对乳腺的保护能力和修复能力。另外，这种令人快乐的运动还会刺激雌激素分泌，起到很好的丰胸作用，让乳腺不会出现增生现象。如果性生活不协调，以上的所有好处女性就都无法享受到。

不过，这也不是没办法调理，我建议她："您可以在每晚睡前，盘坐在沙发或床上，保持深呼吸状态，开始按摩胸部——双手尽量展开，并轻轻按住乳房，先以顺时针方向按摩乳腺15次，停留3秒钟后，再逆时针按摩胸部15次。每天坚持，对乳腺增生的恢复有一定帮助"。

最后一位女士名叫小雪。她说："医生，我的体检结果显示，我的双侧乳房都有增生现象，这与我生完宝宝后没有选择母乳喂养，服用含有雌激素的美容品有关系吗？"

"当然有关系了！"我说，"不选择母乳喂养不仅是对宝宝的健康不负责，还会使自己的乳腺受到伤害。含有雌激素的美容品，对乳腺健康是弊大于利的。长时间服用还可能诱发乳腺癌。"

"但是，我真的怕现在不保养，会变得越来越丑……"

这也是很多女性的心声吧？越来越多的女性担心生完孩子后身材会走样，因此拒绝让宝宝享受母乳。其实，母乳喂养可以通过宝宝的吮吸和奶水的分泌让乳腺变得更加畅通，从而让身体的内分泌保持平衡，还能起到缓解、预防乳腺增生的作用。

另外，生产后应多做胸部运动，这不仅能预防乳腺增生，也能预防乳房下垂。具体方法是：将双手在背后交叉，并以双肩为轴努力向后压，在不感到特别劳累的基础上让胸部得到尽情舒展。

大约用了半个小时时间，这五位女性都得到了满意的答复。送走了她们，我也活动了一下筋骨，做了几下扩胸运动。远眺一下窗外，接着要为剩下的患者诊治了。

再为各位姐妹们做个温馨提醒吧，其实，不必等到检查时才能发现乳腺增生，乳腺增生也是有信号的，以下就是五种早期信号，如果您有的话，最好找医生给看一下。

（1）乳房疼痛：经常感到胀痛或刺痛，可累及一侧或两侧乳房，以一侧偏重多见，尤其在月经前期更为严重。

（2）乳房肿块：肿块形状有片块状、结节状、条索状、颗粒状，在月经期变得大而硬，月经结束后又会缩小。

（3）乳头溢液：出现乳汁样或淡黄色浆液性溢液。

（4）月经失调：月经前后不定期，量少或色淡，痛经状况严重。

（5）情绪不稳：心情不佳，心烦易怒，每次生气、精神紧张或劳累后情绪波动最大。

乳腺囊肿是个什么东西

在病理学上，乳腺增生可以分为四种类型，分别为囊性增生病、小叶增生病、腺病和纤维性病变。其中的囊性增生病，就是俗称的"乳腺囊肿"，属于乳腺增生的一种表现形态。

乳腺囊肿属于乳腺的一种良性病变，常见的乳腺囊肿有单纯性囊肿、积乳囊肿等。其中，单纯性囊肿在乳腺囊肿中最为多见，主要因内分泌紊乱导致雌激素相对或绝对的过高，刺激乳腺小导管扩展延伸，增加毛细血管的通透性和促进组织内的水钠潴留，从而形成囊肿。这种囊肿临床上通常表现为乳腺局部增厚，边界不清楚的肿块或多个大小不等的结节。肉眼观察，常见大小不同，软硬不一的圆形囊性结节，未切开的囊肿顶部常呈淡蓝色，又称"蓝色囊肿"，多出现在乳房的两侧。

积乳囊肿又称为乳汁潴留样囊肿，比单纯性囊肿要少见得多。主要由于哺乳期某一导管阻塞，引起乳汁淤积而形成囊肿。这种囊肿可见于乳房的任何部位，通常多发于乳房深处。

乳腺囊性增生病是女性最常见的一种非炎性非肿瘤性病变，多发于四十岁左右的女性，青春期与绝经期少见。许多乳腺囊性增生病患者在月经来潮前或来潮时常会出现明显的肿胀和触痛。

乳腺囊性增生病最显著的特征就是乳房肿块，这也会使我们容易将其与乳房的其他肿块或肿瘤混淆。许多女性朋友一摸到自己的乳房里有疙疙瘩瘩的肿块就吓得不行了：

"哎呀，有肿块，这会不会是乳腺癌呀？"

其实在乳腺专科医师看来，乳腺囊肿与乳腺癌形成的肿块是不一样的。囊肿的肿块触摸起来感觉光滑、坚韧、边界清楚，与周围的乳房组织没有粘连，活动性也比较好，有滑动感，大小常随月经周期的变化而变化，是一种"忽大忽小"的肿块。而乳腺癌的肿块大多形状不规则，表面不光滑，质地坚硬，活动度差，易与皮肤及周围组织发生粘连，肿块生长迅速，可呈无限制地生长而长至很大，后期同侧腋窝淋巴结常有肿大。

乳腺囊性增生病与乳腺癌有一定关系，大量病例的回顾性和前瞻性研究证实，有囊性增生病的妇女比无囊性增生病者乳腺癌的发生率高2～4倍。病理检查证实有61.9%的乳腺癌患者并发囊性增生病，可见两者之间的关系之密切。进一步的研究发现，囊性增生病的癌变只见于导管上皮的不典型增生和乳头状瘤病，后者癌变率较高，称为"癌前病变"。

说到这里，我要强调一下，乳腺囊性增生病在文献中的名称繁多，临床医生的说法也不一样。比如，有的医生会说"你这个是乳腺囊肿"，也有的说"你这是乳腺增生"，这可能就会让我们的病患感到困惑："乳腺囊肿是一种什么病呢？"其实囊肿就是增生的一种表现，是乳腺增生病变发展的其中一个阶段。

正因为乳腺囊性增生病是乳腺增生的一个阶段。所以，不少朋友甚至医务工作者认为乳腺囊肿没事儿，不会发生癌变，从而忽略了它癌变的可能性。我的一个同行就经常这样跟患者说："你患的是乳腺囊肿，没问题。"

这类说法是不太准确的。乳腺癌由乳腺导管上皮增生演变为不典型增生，再进一步发展为原位癌，再到浸润癌，这是学术界公认的事实。简单地说：乳腺囊肿是一种良性疾病，但它仍然有癌变的风险，临床上我们也常遇到过术前B超显示为乳腺囊性病变，等手术后做病理切片时才发现该囊肿已经癌变了的病例。所以，我们不要百分之百地认为乳腺囊肿是良性就没事。

那么，什么样的乳腺囊肿发生癌变的可能性比较大呢？我认为有两种情况需要引起大家注意，一种是肿块增大比较迅速的，另一种就是高龄老人所患的囊肿。我曾有一位患者，是一位83岁的老奶奶。她在无意中发现自己的乳房里面有个肿块，就到医院检查了，B超显示里面是个囊肿。然后，她的主治大夫就很乐观地告诉她和家属说："没事儿，是个囊肿，不用管它。"后来因为肿块增长过快，体积过大，老人感到疼痛，辗转找到了我。根据我的临床经验，我认为这个囊肿不能轻视，有癌变的可能。经过术前周密的准备，安排了手术，手术前，我又反复和老奶奶的家属沟通，让他们做好心理准备。老奶奶的家人对我这样的说法将信将疑："不就是个囊肿吗？有那么严重吗？"

几天后，老奶奶做了手术，这是个巨大的囊肿，但局部区域的囊壁显著增厚，术中病理切片确诊为浸润癌。

其实患有乳腺囊肿的女性朋友不在少数，但许多人都认为囊肿是个常见的问题，或因为羞涩或轻视而讳疾忌医，对它也不那么重视。但我要提醒姐妹们，乳腺囊肿是存在癌变风险的肿物，不要认为它是个良性的肿物，就随意忽视它的存在。

别把乳头溢液不当回事

乳头溢液是乳腺疾病的重要症状之一。引起乳头溢液的原因很多，其中有一部分为生理性溢液，大多由良性病变引起，另一部分则为恶性病变的表现。在病理学上，按照溢液的性状，可以分为乳汁样乳头溢液和非乳汁样乳头溢液两大类。

乳汁样乳头溢液是指非生理性乳汁溢出——溢乳症。常表现为双侧乳头乳汁样溢液，多为自溢性，量多且性状及成分均像乳汁。其病程较长，可以是在停止哺乳后持续数年，也可在未孕时出现。垂体肿瘤、下丘脑病变、卵巢功能异常、某些药物影响、甲状腺功能异常、乳头刺激等乳腺以外原因常引起此类溢液，主要是由内分泌本身或相互间平衡紊乱所致。

非乳汁样乳头溢液由乳腺本身的疾患引起，如纤维囊性增生症、导管扩张症、乳腺急性或慢性炎症、导管内乳头状瘤或瘤病、乳腺癌等。溢液可以是自溢或稍加压后溢出，颜色可为淡黄色，水样、浆液性、血性、脓性，可伴有肿块、炎性病变。非乳汁样乳头溢液多数为单侧单个导管溢液，少数也可表现为双侧多个导管溢液。

因为乳腺癌患者中有3%～15%会伴有乳头溢液，对出现乳头溢液的患者，最重要的问题就是将其中隐藏的乳腺癌筛查出来，乳腺癌的溢液常表现为清水性、浆液性或血性。其中，血性溢液的患者中约有12%～15%为乳腺癌患者。年龄大于50岁的血性溢液患者，其患乳腺癌的可能性高达40％。若乳头溢液同时还伴有肿块者，其乳腺癌的可能性高达90％以上。

由此提醒大家，当发现自己的乳头出现溢液时，一定要引起重视。即便排除了乳腺疾病，这也可能是其他疾病的征兆。只有早发现，早就诊，才能早治疗，早康复。否则，等一切恶性肿瘤的典型症状都表现出来，再进行治疗就会难上加难了。

我给大家讲述一个发生在我的一位患者身上的故事。有一天，我的门诊来了一位病患，一进门就大声说道："大夫，乳质增生是在你这看吗？"

嘿，声音够响亮呀！我觉得用"声如洪钟"这词来形容她一点都不为过。

"乳质增生？是乳腺增生！"我被她的这个叫法逗乐了。抬头一看，眼前是一位五十多岁、神采奕奕的大姐。

"对对对，反正就一回事儿吧，你这瞧吗？"

"瞧呀。"我笑着说，还跟她开了个小玩笑，"大姐，您学什么专业的呀？叫法还真专业呢！"

"嗨，我就是个农民，没啥文化。"她有点不好意思地笑着说。

"哟，那您不是没文化，而是挺有文化，还知道乳腺增生，真不错！"

"我当然知道啦！我这乳质增生都好多年啦，我还老到医院看。"她还是没把名称改过来。

"不错，值得表扬，挺有健康意识，到您这个年龄，就应该对乳腺增生引起重视。"

"其实我觉得也没啥事儿，就是吧，我们大队前几天体检，那个体检的大夫说我这个乳质增生有点严重，非说要让我到大医院来瞧瞧。我都不想来，没啥事儿。"说完，她一屁股坐在我面前的椅子上，一副满不在乎的样子。

"是吗？既然来了，我给您查查吧，瞧瞧你们大队的干部对您有多关爱！"

我笑呵呵地和她说着，同时掀开衣服一看，不禁吃了一惊，只见患者的左乳外上方长出了一个鸭蛋大小的肿块，乳头被肿块拉着斜向腋窝方向，比对侧整整高出了3厘米。这哪是增生啊！不折不扣的局部晚期乳腺癌！

　　我当时心里感到很惋惜，但还是故作轻松地和她说："大姐呀，您肯定和这大队的妇女干部关系不错，您看，人家这送健康都送到家了，好啦，我也继续关爱您一下，咱住院吧！"

　　"什么，主任大夫，我这就一乳质增生，住院干啥？"

　　"那叫乳腺增生。"我纠正她，"但是您这个增生呢，可不是一般的增生，是个坏的增生，是会要命的。您得跟我走，不能再回去啦！"

　　"等等，等等，主任大夫，那个我说句您不爱听的话，你们这里是不是没人住，你这才逮住一个算一个，非拉我住院的呀？我要说错了您可别生气，我一个农村人不会说话。"

　　我还真被她这套观点逗笑了，连刚才的紧张心情都舒缓了不少。我说："大姐呀，我们这是公立医院，不指着从您这赚钱，住院不住院呢，跟我可关系不大。而且呢，我们这也不像您说的那样没人住，科里现在连个空床位都没有，我还得给您想办法弄床去！我暂且先给您加个床，让您先住进来，抓紧检查，回头等有床了，再给您换个正式的床位！"

　　"啊？还要加床呢？那就甭住院了，一个乳质增生住啥院啊？"她执意不相信自己应该住院，仍然是一副满不在乎的样子。

　　"我再跟您说一声，姐姐！"我有点着急了，看来非要跟她透露一下病情了，"您患的是'坏增生'。知道什么是'坏增生'吗？那是会扩散，会要命的那种增生！"

　　"不会吧？"她还是不肯相信。

　　"那您听说过癌吗？"我只好把癌字说出来了。

　　"癌我是听说过的，可我这乳质增生跟癌有啥关系？"

　　"坏的增生就会变成癌的！"

　　"那我这变了没有？不会吧？"

　　抱着这种半信半疑的态度，她住院了。原来早在三年前，她就觉得乳房里有个小肿块，到医院去检查。不巧的是，接诊的医生不太专业，摸了一下就说她这是乳腺增生，给她开了点药。就这样，她就记住"乳质增生"这个词了。

又过了一年，她发现乳头溢血了，就又去了另一家医院。不幸的是，这位大夫也是个马大哈，检查也不仔细，更没问她有没有别的症状，当然了，她也没跟大夫说乳头溢血的事，只是告诉大夫说患了乳腺增生。这位大夫又给她下了一次乳腺增生的诊断，这下她算是彻底记住"乳质增生"了。

我听了她的讲述，就很奇怪地问她："您的乳头溢血为什么不跟大夫说呢？"

"他没问我呀，我就以为这是乳腺增生呢！"

"那您乳头后来还溢血吗？"

"有啊，每天都流。"

我一挤，果然有一个乳孔有褐色的淤血流出来。

最后直到肿瘤穿刺病理结果出来之前，她还在说："哎呀，你们床位紧张，让我出院吧。我没事儿，就是乳腺增生。"

我只好一遍遍地跟她强调："您这不是增生啦，是坏瘤子啦！"

"啥叫坏瘤子？"

"坏瘤子就是癌呀！"

"不会。我这就是增生。"

"您可真是个当代的刘胡兰，宁死不屈！"我甚至都有点拿她没办法了。

过了7天，病理报告出来，我拿给她看，她这才傻眼了，"真是癌呀？"

不过幸好发现还算及时，治疗的效果也不错，直到现在这位大姐仍然健康地活着。但她的故事也警醒我们：千万别把乳头溢液不当回事，因为这可能就是恶性肿瘤的早期症状。如果这位患者在乳头刚刚出现溢液时就引起重视，她的状况也许比现在会更好。

这就让我又想起我的另一位病患，她的警惕意识就非常值得我们每个人学习。这是2001年的事儿了，有一天，她来我门诊看病。当时她只有30岁，进来后就说自己的一侧乳头一直流清水样的液体。我给她做了详细的检查，包括化验、B超，甚至乳管镜检查，都没有发现什么异常，所以就给她开了点药，让她定期来复查。

半年后她又来了，说乳头还一直溢液，并且央求我说："主任，您给我做手术吧！不愿意再观察了。"

我很惊讶："你才30岁，难道你不想再生个宝宝啦？做了手术，你这哺乳怎么办？现在你这乳管镜检查什么都是正常的，先观察观察吧，等有问题再说！"

"可我总感觉不好。您看，我吃了这么久的药，也没效果，您还是帮我做了吧！"

她执意要做手术。这样的情况做手术，让我很是纠结。架不住她的反复的要求，我最终同意了，给她做了手术。等手术做完，拿到病理报告后，我着实被吓了一跳。她的病理报告显示，她所患的是乳腺导管内癌伴早期浸润，也就是已经癌变了。但是幸亏发现早，手术很成功，也没做化疗。现在12年过去了，她活得很好。每次见到我，她都说我救了她，很感谢我。我对她说：是你自己救了你自己。这件事情给我上了很好的一课，让我明白每一种看起来很平常的症状都不可以随意忽略。

乳头溢液不仅是一些常见乳腺疾病的症状，更是乳腺癌的早期症状，所以，一旦出现乳头溢液决不能掉以轻心，尤其是出现下面三种情况，应及时到医院就诊。

（1）单侧、单一导管的溢液，一定要小心，这通常是乳腺疾病的症状。

（2）出现清水样和血性溢液，尤其血性溢液，假若有血性溢液和乳房肿块同时出现，极有可能是乳腺癌的征象。

（3）女性绝经后出现乳头溢液，要高度重视，这极可能是乳腺癌的症状。

出现以上三种情况时，大家一定要尽快到正规的医院检查，以确诊病情，及早治疗。

乳腺结节就像个筐，啥病都可能装

在临床上，我们习惯将一些较小的肿物称为结节，结节可发生于我们身体的任何部位。对于较小的乳腺肿物，我们就称其为"乳腺结节"。很多姐妹在做B超或专科体检时都能发现乳腺结节的踪迹，如乳腺B超中描写的"乳腺低回声结节""实质性结节"等，有些姐妹在自我检查时，也能触摸到乳房内大小不一的结节。

不过，有些女性朋友在看到B超报告提及或自己摸到这些结节时，就显得"不淡定"了。哎呀，我这会不会是乳腺癌呀？当我告诉她们说："放心吧，你这结节不像乳腺癌，可能是增生结节。"她们通常都很疑惑："哦，这么说我只是长了个结节，不是癌。"真是有点解释不清。

那么乳腺结节到底是个什么东西呢？其实，乳腺结节就是乳腺组织的一种形态学改变、一种临床征象。也就是说，乳腺"结节"只是一个症状，而不是什么疾病的名称。

许多乳腺的病变都可能会出现"结节"，比如乳腺增生、乳腺纤维腺瘤、乳腺炎、乳腺脂肪坏死、乳腺组织损伤、乳腺癌等。所以，我总结了一句话，就是：乳腺结节像个筐，啥病都可能装。说得通俗点，就是它的出现能"装"下很多乳腺疾病，所以它的出现也可能会是任何一种乳腺疾病的反应。像我刚刚提到的增生呀、纤维腺瘤呀，甚至乳腺癌，都能"装"在它的这个"筐"里，也会通过它的"筐"表现出相应的症状来。

由于乳腺癌是高发病，而且乳腺癌的一个症状就是乳腺内能发现结节，所以，一些患者往往一摸到"结节"，就立刻惶恐不安，担心自己这个"结节"是恶性肿块，是乳腺癌。

其实，发现乳腺结节，大家大可不必这样如惊弓之鸟一般紧张。因为不同的乳腺疾病，其表现出来的"结节"往往也各有特点，比如说：结节的质地、形态、血流供应、增长的速度是大不一样的。而且我们在做疾病诊断时，乳腺的"结节"也只是众多诊断的依据之一。除此之外，我们还要详细地了解患者是否伴随有乳房疼痛、乳头溢液、乳头内陷等情况，并且还要结合辅助检查，像B超、钼靶射线、乳腺核磁等检查，最后还必须经过病理组织学检查，才能给出确定的诊断。在触诊时，医生的手感视临床经验的多少也会存在一些差异。

为了帮助大家打消心中的疑虑，我现在就和朋友们一起来了解一下常见乳腺疾病中的"结节"，看看这个"筐"中到底都会装啥病？

乳腺增生

乳腺增生是目前乳腺疾病中发病率最高的一种疾病，主要表现为乳房的周期性疼痛和乳腺内触及结节等。很多乳腺增生患者在进行B超检查时，都能发现报告单上提示有多个低回声结节。

那么乳腺增生所表现的乳腺结节是什么样的呢？我在这里给大家说说它的主要表征，以便朋友们以后在摸到时不至于自己吓唬自己。乳腺增生所表现出来的结节通常在双侧乳房内都能摸到，而且很多人在月经来潮前更明显，同时伴有乳房发胀、疼痛等现象；月经来潮后，随着疼痛的缓解，多数朋友的乳腺"结节"质地会变得很软，甚至消失。

有时乳腺增生也可以表现出质地比较硬的肿块，这就令朋友们十分担心自己患的是乳腺癌，这种担心是有一定道理的，因为乳腺增生和乳腺癌的确具有一定的相关性。乳腺的中重度不典型增生，癌变率相当高，就被公认为是一种乳腺癌的癌前病变，而此时患者通常的临床表现就是以质地较硬的

"结节"为主，而且"结节"的痛感可能已不那么严重，甚至已经不痛了。这时，明确"结节"的性质就显得特别重要，可以考虑做穿刺组织学检查，或直接进行手术活检与乳腺癌鉴别。

浆细胞性乳腺炎

浆细胞性乳腺炎是一种多发于非哺乳期，以导管扩张和浆细胞浸润为基础的慢性非细菌性炎症。这种乳腺疾病多见于青春期后任何年龄的女性，尤其以年轻女性为多，未婚的也不少，而且多在非哺乳期、非妊娠期发病，大多数患者有先天性乳头全部凹陷或呈线性部分凹陷；也有一部分绝经后的女性，由于卵巢功能减退，乳腺导管退行性改变而发病。

浆细胞性乳腺炎在临床上常分为溢液期、肿块期、脓肿期、瘘管期。当病变处于肿块期时，通常就能在乳晕下摸到结节，大的可达到10厘米以上。这种结节往往质地硬且韧，边界模糊，与皮肤有粘连，而且很快结节就会出现红肿、疼痛，范围扩大，并逐渐化脓溃破，形成瘘管。但也有一部分患者的结节可以持续三五年而始终不红肿化脓，这种结节主要位于乳晕周围，同时存在乳头凹陷，这时就要考虑是浆细胞性乳腺炎的可能了。

我遇到的一位给我印象较深的浆细胞性乳腺炎患者，是三年前接诊的一位30岁的女性朋友。她来我这里时，已经在另外一所医院进行了两次手术。这是怎么回事呢？她刚开始就是发现左侧乳晕部呈暗红色，并且左侧乳房很痛，一摸，在靠近乳晕部位摸到一个橄榄大小的肿块，而且非常硬，表面还有些凹凸不平。

摸到这么大的肿块肯定很害怕呀！而且她还发现，肿块部位的皮肤有些像橘皮。她之前就听人说过，说乳腺癌的肿块很硬，并且皮肤表面也会变得像橘皮一样，这可把她吓坏了，赶紧去某大医院就诊了。

这个医院的乳腺科大夫给她看了看，又问了问情况，说她这个不是癌，就是有点感染，所以就给她开了一些抗生素。她吃了三天后又去复诊，这大夫就说她的病情有所好转了，这说明抗感染治疗是有效的，所以又给她开了几天的口服抗生素，继续巩固疗效。

可过了几个月，她发现左侧乳房的肿块又出现了，而且还是疼痛、红肿，并且肿块比上次还大了。她就又来到上次就诊的医院，找到以前的那个大夫。

这大夫给她检查了一下，说她这是感染化脓了，必须要切开排脓才行。一听说"切开"，她不由得紧张起来。但整个手术切开排脓的过程只有10分钟左右，只是在乳房上划了一个小口子，把里面的脓性物质排了出来。手术结束后，医生又给她开了一些抗生素，并让她按时到医院换药。

大概过了一个多月，她乳房上的伤口才完全愈合，可几个月后，她的左乳伤疤处又出现了疼痛和肿块，她就又去了那家医院，大夫又给她切了一刀，排了一次脓。

回去后，时间不长，左乳的肿痛和肿块再一次出现。这一次，她来到我这里就诊。

我给她检查了一下，又把她之前的这些病史问清楚，然后告诉她说："根据你的病史，再加上我刚才的检查，我认为你患浆细胞性乳腺炎的可能性比较大，我建议你做一个穿刺明确诊断，你看怎么样？"

她一听，马上就说："要能明确诊断，那当然最好不过了。现在我真是懊恼死了，动了两刀，愣是不知道这是啥病！"

随后，她又问我："大夫，浆细胞性乳腺炎是个什么病呀？我好像从来没听说过呢！"

我耐心地用最通俗的话给她解释了一遍，我相信她也应该能听懂。只是她听说"穿刺"两个字时，又显得有些紧张，但最后还是坚定了决心说："大夫，那我今天就做穿刺吧？"

"今天可以做，不过结果也要三天后拿到。"

"那可以，那我现在怎么治疗呢？"她最关心的肯定还是如何治疗的问题。

"以你现在的情况看，可能之前切开的并不彻底，而且单纯换药也很难让伤口愈合，现在切口又出现感染现象，所以不能再耽误了，否则就可能发展成为慢性乳管瘘。我现在少给你开点消炎药，你先吃着。等穿刺结果出来明确诊断，炎症也控制了，咱们再进行病灶彻底切除，你看呢？"

三天后，她的穿刺结果出来了，果然印证了我的判断，是浆细胞性乳腺炎。她当天就住进了我们医院，几天后进行了手术，将病灶彻底清除了。现在三年过去了，她的乳腺炎也没再出现过。

乳腺纤维腺瘤

乳腺纤维腺瘤是乳腺的一种良性肿瘤，多见于青年女性。这种疾病的临床表现通常就是乳腺"结节"。这种结节一般都是单个的，也有少部分患者呈多发现象。典型的纤维腺瘤摸起来就像个玻璃球，活动性非常好，光溜溜的一个；也有的因为位于乳腺组织深层，被上面的乳腺组织覆盖着，或者比较小，摸起来不太清楚。还有的患者，因为同时存在着比较严重的乳腺增生，所以触摸起来也容易混淆，诊断不清。这时，我们多会建议患者做一下B超或钼靶检查，大多数情况下都可以发现实质性的、包膜完整的肿块。

乳腺癌

乳腺癌是大家都熟知且谈之色变的一种恶性肿瘤，患者通常都是发现乳腺内有结节时才前来就诊的。而这种结节一般没有痛感，所以发现时可能就已经有一定的大小了。

乳腺癌的结节形状多样，表面不平整，质地也不完全相同，多数质地较硬，甚至摸起来就像一块石头一样；也有的恶性肿瘤类型因为富含细胞，可能摸起来比较软，甚至有囊性的感觉。

与良性肿瘤相比，恶性肿瘤的活动性较差。但需要特别指出的是，结节越小，上述特征就越不明显，有时可能很难鉴别。最终乳腺癌的诊断还要依赖病理学检查。

总而言之，为了更早地发现病情，各位朋友们平时要注意乳房的自检。如果在自检时发现了乳腺结节，也不要惶恐不安，可尽快到医院找专科医生就诊，以便及早确诊疾病，及时治疗。

吃药能吃掉乳腺纤维腺瘤吗

乳腺纤维腺瘤是一种由乳腺纤维组织和腺管两种成分增生共同构成的良性肿瘤。这种疾病多发于20～40岁的中青年女性，尤其以25岁以前为多见。医学研究表明，乳腺纤维腺瘤的发生、发展与体内雌激素水平的相对或绝对过高有关，有大约5%的恶变率。

说到乳腺纤维腺瘤，不少患者都认为，它既然是良性肿瘤，是不是通过吃药就能消除呀？你看，我们单位那谁谁谁，就是通过吃药，乳腺肿瘤吃没啦！

其实，认为乳腺纤维腺瘤可通过服药消除这种观点是一个误区。临床上的确见过一些服用药物消失的乳腺"包块"，但这些"包块"大多是乳腺增生结节而不是乳腺纤维腺瘤。学术界公认为乳腺纤维腺瘤的最佳治疗方法是手术切除。

一说到"手术切除"，不少姐妹是为之色变呀！我有一位病患，大概三年前吧，来我这里看病。她那时刚刚二十多岁，正处于甜蜜的恋爱期，准备要做新娘了。她说有一天她在泡澡时，似乎在左侧乳房外侧摸到一个圆圆的东西，但当时也没太往心里去。

又过了几天，她忽然想起了这个小东西，就又仔细地摸了一下。这个东西似乎是椭圆形，差不多有鸽子蛋那么大，按上去也不觉得痛，用手一推，它还会移动。她这才有些担心了，觉得自己应该去看看医生。她当时的心情很复杂，害怕医生告诉她是癌，因为马上就要结婚了呀，要当幸福、美丽的新娘了，一旦噩耗传来，那谁受得了啊！

不过第二天，她还是在女伴的陪同下来到我这里。我先给她检查了一下，的确有一个类似鸽子蛋大小的肿块，质地偏硬，表面光滑，与周围组织没有粘连，活动性比较好，能用手指推移。我给她开了一个B超检查单，让她再去做一下B超检查。结果显示，她乳房里有一个直径大约2.5厘米的肿物，根据检查结果，我考虑她乳腺纤维腺瘤的可能性大。

"孩子，你这个瘤子呢，可能是个良性的肿瘤，可是它超过2厘米了，最好的办法就是做手术把它切除了。"我当时告诉她。

她一听要手术，一下子就哭了。"肿瘤呀，那不就是癌吗？哎呀，我得癌症了！都要做手术切除了，我完了！"我想她可能还不是很了解自己的病情，一听说肿瘤就崩溃了。这其实还是对乳腺纤维腺瘤有些模糊的认识，认为乳腺肿瘤就是乳腺癌。这一定是她当时的想法。

为了让她了解自己的病情，并配合治疗，我向她解释了什么是乳腺纤维腺瘤。我告诉她，其实这种病在青年女性中是比较多发的，而且一般不会恶化。不过，在妊娠或哺乳期间，受体内雌激素水平过高的影响，乳腺纤维腺瘤会快速生长，容易出现恶变等不良结果。而她又快要结婚了，结婚后如果要怀孕生宝宝的话，这个瘤就可能会成为一个定时炸弹。所以，我建议她应该尽快把这个肿瘤切除为好。

她听完我的解释后，似乎明白了一些，就又问："大夫，它是个良性的瘤是吧？那就不是癌对吧？那……那我不做手术，吃药行不行？"

"孩子，能吃药就治愈的话，我是不会让你做手术的。"我笑着对她说。

"可是……那会不会留下瘢痕呀？"

"瘢痕是会留下一点的，不过现在都是微创手术，瘢痕会很小，几乎不会影响到乳房的美观。"

每个女人都希望自己是完美无瑕的，尤其是这个要当新娘的女孩。但为了她的健康，我还是给了她手术的建议。

一周后，她在我们医院做了手术。病理检查结果出来后，显示是乳腺纤维腺瘤。当我把这个结果告诉她时，她很开心。手术后，她很快地恢复了健康，按期举行了婚礼，并很快怀上了宝宝。最值得一说的是：手术并没有对她的哺乳造成影响。

来我门诊的病患中，患乳腺纤维腺瘤的并不在少数。当建议她们手术时，总有人不理解：不是良性肿瘤吗？那吃药不就行了吗？为什么非要挨刀不可呢？

关于这个问题，目前医学界比较一致的看法是：乳腺纤维腺瘤是一种不能通过服用药物治愈的疾病。当然，这也并不意味着只要一发现腺瘤就马上手术，还是应该严格掌握手术时机及术后适应证，不能一概而论。

比如，20岁左右的未婚女性，如果腺瘤较小，就不宜立即手术，应以临床观察为主；如果为已婚的青年女性，其腺瘤在1厘米以上，则应在妊娠之前手术；如果是在妊娠或哺乳期新出现的腺瘤，则首先观察肿块的生长情况，对于肿块生长迅速者，应立即手术；如果为35岁以上的女性发现腺瘤，特别是绝经后新出现的腺瘤，应立即手术切除，并做术中冷冻切片检查，明确性质。对于术后于原处又复发的病例，应警惕其病变。

有一位病患的经历就很能说明问题：43岁那年这位病患发现了乳房内有一个1厘米大小的肿物，当时因诊断为乳腺纤维腺瘤，就没有做任何处理。8年的时间里，肿物大小并没有任何变化。她51岁的时候我接诊了她，在我的建议下，她这次做了手术，结果却出人意料：浸润性导管癌，29%会发生腋淋巴结转移。她说自己肠子都悔青了，8年等待，等来了乳腺癌。

这里还有几个问题我要明确一下：第一，未经病理证实，就不能完全确定自己所患的肿瘤一定为良性肿瘤。因为临床上有10%左右的分叶型乳腺癌临床表现酷似乳腺纤维腺瘤，而乳腺癌一旦延误治疗时机，将会对生命带来危害；第二，就是我前面说的，妊娠期和哺乳期乳腺纤维腺瘤会生长迅速，容易出现恶变等不良后果；第三，虽然说乳腺纤维腺瘤是良性，恶化的概率很低，但是，它仍有5%的恶变率。你肯定不愿意等自己进入那5%的恶变率当中后再进行治疗，对吧？

所以对于乳腺纤维腺瘤，原则上应手术治疗，不能觉得它是个良性的瘤，吃点药就行了，或者干脆听之任之，我不理你，反正你又不会恶化，看咱俩谁更牛。这种观点是十分危险的。

关于这种病呢，社会上还流行着一种说法，就是"不切没事，越切越多"。诚然，临床上的确存在着一些术后复发的病例，但它并非因手术刺激所致。作为已发现的乳腺纤维腺瘤，一经手术切除，它就不复存在了。而术后肿瘤复发其实包括两种情况：一是新发生的肿瘤，二是术前存在的一些小病灶逐渐增大变得可触及。乳腺纤维腺瘤的特点就是呈多发生长，所以出现所谓的"复发"也就不难理解了。临床上也有一些减少术后复发的措施：一是术中必须切除肿瘤包膜，一般要求除肿瘤瘤体外，还需将肿瘤周围的少量正常组织一并切除；二是术前详细检查，将已存在且可能切除的肿瘤一次切除，以免残留。

当然了，切除了也不等于就万事大吉了，术后还是应定期复查，一旦发现肿瘤复发，必须及时进行处理。

所以，我在这里提醒广大姐妹们，乳腺纤维腺瘤虽然是一种常见的良性肿瘤，但我们也不应该盲目乐观，或是因种种顾虑而使其不能得到正确的处理，从而贻误病情。一经发现，就要及时到医院诊治，这才是明智的做法。

急性乳腺炎防治三部曲

急性乳腺炎是乳腺的急性化脓性感染，是一种常见的乳腺疾病，主要因致病菌入侵乳腺组织，导致乳腺出现炎症反应。这种病症多发于哺乳期的女性，因产后护理不当和哺乳不当，导致乳汁淤积，乳头破损而引发炎症。

乳汁排出不畅，淤积在乳腺导管内，就会引起组织反应，乳腺管痉挛使局部血供减少，抗病能力减退，组织代谢产物增加，刺激乳腺管进一步痉挛，使乳汁淤积进乳管内，成为由于乳头破裂乘虚而入的细菌的良好培养基。细菌在乳管内生长繁殖，进一步刺激组织缺血，加速组织的坏死化脓。如此反复，形成恶性循环，便诱发了急性乳腺炎。

急性乳腺炎的早期，患者会感到乳房胀满、疼痛，哺乳时更严重，乳汁分泌不畅，乳房肿块或有或无，皮肤微红或不红，或伴有全身不适等。

我有一位病患，去年夏天天气最热的时候来我这里就诊。她是个产妇，当时还没出月子呢。来时穿着长袖长裤，头上还裹着一块大丝巾，上衣外面还披着一大块毛巾，由先生和母亲小心翼翼地搀扶着来了。我一看这个情况，赶紧让身旁的助手把诊室里的空调关了，免得她受凉。

她坐下后，我问她："您怎么了？这坐着月子都跑出来啦！"

"是这样的，大夫，"她显得有些焦急，"我……我的乳头好像坏了……而且，我今天还有些发烧。"

"哦，还发烧了？这大热天的，又坐着月子，可够难受的了！别着急，我先给你瞧瞧。"

检查时，我发现她的乳房颜色较深，而且肿胀，乳头也又红又肿，乳头上还有轻微的破裂。在触检时，左侧乳房上能触摸到一个肿块。

"这里感觉疼吗？"我问她硬块的地方。

"嗯，疼，很疼呢！"

我给她开了个B超单子，让她去做个B超。过了一会儿，她先生拿着B超单子过来找我了。

"大夫，您快给看看，这是咋回事？"

我接过B超报告单。B超显示，她的左侧乳房有一个3厘米×3厘米大小的不均质肿块。结合病史和查体，这位新妈妈是患了急性乳腺炎，也就是俗称的"奶结"。

这个结果让她有些惊讶，"哎呀，大夫，这是不是很严重啊？您看我这正坐月子呢，我老公和我妈妈一直都对我照顾有加，我的营养每天也都很全面，怎么会得这个，什么急性乳腺炎呢？"

我告诉她，很多新妈妈都会遇到像她这样的问题。急性乳腺炎的形成原因很多，比如，有些宝宝喜欢含着妈妈的乳头入睡，其实这样对妈妈并不好，因为宝宝长时间的吸吮会损伤乳头，导致细菌入侵，如果同时乳房有乳汁淤积，那么乳腺炎很可能就这么产生了。

听了我的话，她说："哎呀，我的宝宝有好几次都是吃着奶就睡着了。我怕吵醒她，就让她一直含着乳头，没想到无意中还损害了自己的健康。"

"嗯，是呀，您看，您已经找到一部分原因了。"我说。

"另外，"我接着说，"坐月子期间的饮食习惯，也可能造成气血运行不利，导致乳汁排出不畅。您先生和您的妈妈对您照顾有加，是不是每天都让您大鱼大肉地吃呀？就怕您营养不够吧？"

"对呀，对呀！他们都觉得我生完宝宝后身子虚，每天都让我吃很多营养的东西，像阿胶、燕窝的。"

"问题就出在这里了。"我笑着说，"这进补呀，看起来好像对产妇很好，能帮助恢复身体嘛，是吧？可进补大劲儿了，身体就承受不了，问题就出现了。进补得不科学，也可能成为乳腺炎的罪魁祸首呀！"

"那……那现在怎么办呀？我宝宝还等着吃奶呢！我这个样子怎么给她喂奶呀？"

"还好，你来得比较及时，乳腺炎也还处于早期。当务之急，就是尽快疏通乳腺管。同时抗感染治疗，我给你开点药，你回家后按时用，再结合一定的手法通乳，应该会很快康复的。"

"大夫，我还想继续给宝宝喂奶呢，您这开的药会不会对我以后继续哺乳产生影响啊？"她担心地问我。

她的担心是对的，毕竟有些药物会对宝宝的健康不利，再说炎症奶对孩子的健康也不利啊！所以我告诉她，用药期间要停止哺乳，但是乳汁要尽量排空。等炎症吸收了，再重新哺乳。

在给她开药单时，我无意中问了她一句话："您会给孩子喂奶吗？"

"啊？这个……有啥不会的？应该……会吧。"

我一听，这个患者可能还真不太懂，所以又说："那您具体说说，怎么给宝宝喂奶才对？"

她还真说不上来，只是语无伦次地说："不就是抱着宝宝喂就行了嘛……"

其实，对如何给宝宝正确喂奶这件事，还真有不少产妇不懂。别小看了这件事儿，这其中也有很大的学问呢！喂得方法不对，不但对宝宝的健康不利，对产妇本身的乳房健康更不利。

我又问她："您每次给宝宝喂奶时，有没有什么准备？是直接就喂吗？"

"是呀，她哭了，我就直接喂给她吃呗，这还要怎么准备？"

看来，我应该给她上一课。我耐心地对她讲解说："喂奶前应该热敷乳房5分钟，先挤出少量乳汁，等乳晕变软后再喂哺。喂完后，如果宝宝没有把乳汁完全吸尽，一定要把剩余的乳汁排空，不要有存奶，这点非常重要！一般的哺乳间隔时间为3个小时左右，如果没哺乳，也要定时把乳汁排空。否则时间一长，乳汁就会淤积，就为乳腺炎的产生留下了隐患。"

"啊？喂个奶还要这么多学问呀？"她吃惊得张大了嘴。

"那是当然的，不正确的哺乳方式就是乳腺炎的一个诱因。"我说，"还有，宝宝吃完后，您是不是直接就把乳头拉出来？"

"对呀，她有时已经睡着了，我都怕弄醒她。"

"这其实对乳头的伤害也是很大的，您下次最好用示指轻轻按住宝宝的下颌，让他自动放开乳头，不要强行拉出。每次喂完后，您可以挤出一些乳汁，或者用芝麻油涂在乳头和乳晕上，然后在胸罩下面垫上一块干净的毛巾，这样就能很好地保护乳头了。"

"天呀，原来喂奶这么一件稀松平常的事，还有这么多的学问呀！"

没错！有很多新妈妈们对正确的哺乳知识是不了解的。如果能了解到正确的哺乳知识，大多数乳腺炎是可以避免的。

在这里，我就给朋友们说一说急性乳腺炎的"一防二治"三部曲。

所谓"一防"，肯定就是科学预防了。女性在妊娠期期间，要保持乳头清洁，有乳头内陷的要及时纠正。在妊娠的最后两个月，要每天用温水清洗乳头、乳晕，但不宜用酒精擦洗，酒精会使乳头、乳晕的皮肤变脆，乳头皲裂。同时注意佩戴大小合适的胸罩，将乳房托起，防止乳房下垂，保持良好的血液循环。

在哺乳期间，要掌握正确的哺乳方法。新生儿一般2～3小时哺乳一次，每次15～20分钟。在哺乳时，应先让宝宝吸净一侧后再吸另一侧，两侧乳房交替哺乳。如果乳汁过多，可用吸奶器将宝宝未吃净的乳汁及时吸出，防止乳汁淤积。另外在哺乳时，还要避免让宝宝含着乳头入睡，因为宝宝的唾液中含有一些消化酶，会将乳汁中的蛋白质变成小的奶酪，堵塞乳管，影响乳汁排出，同时还有可能导致乳头的损伤。

"二治"，也就是急性乳腺炎的治疗方法。急性乳腺炎有非手术治疗和手术治疗两种方法。对于尚未形成脓肿的，通常可采用非手术疗法。处于炎症初期的患者，可暂停哺乳，同时促进乳汁排空，避免乳汁淤积。早期的炎症还可用25％的硫酸镁冷敷，以减轻炎症造成的水肿。炎性肿块形成后，每天要进行3～4次的热敷，每次15～20分钟。而对于炎症较为明显的，则须及时采用抗生素治疗。

而一旦脓肿形成后，再用非手术方法治疗效果就不太显著了，此时最好的方法就是及时将脓肿切开引流，使炎症尽快消散。

最后，还是提醒广大女性朋友，尤其是哺乳期的女性朋友，多掌握一点关于哺乳期间乳房的护理知识，好好爱护你的乳房。没有哺乳期烦恼的妈妈，才是快乐的妈妈！给予宝宝充分的哺乳不仅有利于宝宝的成长，同时也是对女性乳房的最好保护，它能让女性远离许多乳腺疾病，尽享幸福生活。

令人尴尬的乳头内陷怎么办

女性乳头正常的外形为圆柱形，凸出于乳房平面1～2厘米，周围有一圈乳晕。坚挺丰满的乳房上，点缀着坚挺的乳头，令女性充满了魅力与自信。

可是，有些姐妹们的乳房却有一点点小缺憾，就是乳头不凸出于乳晕表面，甚至凹陷于皮面，这就是我们医学上所说的乳头内陷。

乳头内陷的患者是很常见的。这种疾病既影响美观，还会产生一些大家可能不知道的不良的后果和危害。长时间的乳头内陷，会压迫乳晕后的淋巴管，导致淋巴回流障碍，胶原组织渗出。同时，由于乳头内陷，乳头表面脱落的表皮细胞及乳晕分泌物难以及时清除，从而刺激乳头皮肤，引起乳头乳晕炎症。乳腺导管与凹陷处相通，炎症可向乳腺内扩散形成逆行性感染，引起乳腺炎。在这种炎症的长期刺激下，还会导致乳腺导管因慢性炎症而收缩，令乳头内陷更加严重，并形成恶性循环。

还有一点比较重要的是，乳头内陷会影响日后的哺乳。乳房的一个重要功能就是哺乳，生产后，乳房会分泌乳汁，可你的乳头凹陷进去了，婴儿就含接不住母亲的乳头，乳汁就不能被吸出。这不仅不能让婴儿吃到营养丰富的母乳，还会因乳汁的不断分泌而导致乳房更加胀大，而这种情况又会加剧乳头内陷，最终不少产妇会因哺乳困难不得不放弃母乳喂养，从而又增加了急性乳腺炎的发病率。

　　乳头内陷虽然是一种让女性既尴尬又难受的乳房问题，但也不是没有办法矫正。我讲个案例吧，算是我的半个患者，也是我一位朋友的女儿，通过她的案例来跟大家说说怎样矫正乳头内陷的问题。

　　有一天，我这位朋友给我打电话，说她女儿有点乳房问题，第二天要过来找我，让我给瞧瞧。我说那就来吧，第二天我正好出门诊。

　　第二天，这姑娘直接到我门诊来了。这姑娘的妈妈跟我关系不错，小姑娘两个月前刚结婚，当时我还参加了婚礼。她来到我门诊后，坐在我面前，显得很拘谨。当医生多年的直觉告诉我，她应该是有不好意思张口的问题。我跟她闲聊了一会儿，看她放松了下来，才问她怎么回事。

　　"嗯……是这样的，我的乳头没长出来。"她红着脸说。

　　"哦，是乳头内陷吧？能让阿姨看看吗？"

　　她把内衣掀起来，我一看，果然是乳头内陷。虽然有乳晕，但乳头没有像正常女性那样露在外面。打个比方说，她的乳房就像是一个没有喷发的火山口一样，顶部是凹着的。

　　"你这种情况有多长时间了？"

　　"好些年了吧？从青春期发育开始好像就这样，上初中、高中、大学，有时候和同学一起去洗澡，她们就会很奇怪我的乳头为什么没有凸出来。其实这个问题也困扰我很多年了，但我就是不好意思找人问。"

　　"那你现在怎么想起来找阿姨看啦？"我笑着问。

　　"我跟老公商量，打算过几个月就怀孕要宝宝了，然后就上网查了一下，说这种情况会影响以后的哺乳。"

　　"是啊，对哺乳会有影响，你在怀孕前找我看就对了。这样，你先用手挤一下试试，看能不能把乳头挤出来？"

　　她按照我说的方法，一手托着乳房，另一只手在乳晕周围挤了挤，可乳头仍然没有出来。我帮她挤了挤，乳头出来了，但是比对侧小，一放手，乳头又缩回去了。

　　我为什么要她这样做呢？因为医学上将乳头内陷分为三型：I型为乳头部

分内陷，即乳头颈存在，我们可以轻易地用手将内陷的乳头挤出来，而且挤出后的乳头大小与常人相似；II型为乳头全部凹陷在乳晕中，但也能用手把乳头挤出来，只是乳头比正常的要小，一般没有乳头颈部；III型为乳头完全埋在乳晕下方，也就是无法把内陷的乳头挤出来。I型乳头内陷对哺乳通常没有太大影响，II型对哺乳有一定的影响，而III型乳头不能外露，就无法哺乳。

还好，她这属于第II型。

"阿姨，我有点担心，我这能治好吗？"小姑娘说着说着，眼圈突然红了。

"哎呀呀，别哭别哭！阿姨可是个很棒的乳腺科大夫呢，怎么能不把你的情况治好呢？放心吧，你听阿姨的话，照阿姨交代的去做，保证很快就能让乳头凸出来。"

小姑娘"噗嗤"一下子笑了，情绪也好转了许多。我又告诉她说："乳头内陷是一种很平常的现象，主要跟乳头及乳晕内的平滑肌发育不良有很大关系。来，阿姨教你一招'乳头牵拉法'，简单易行，用不了多久乳头就凸出来。你每天早、中、晚三次，用一只手托住乳房，另一只手的拇指、中指、示指轻轻将内陷的乳头向外牵拉。在牵拉的同时，再用拇指或示指轻轻地按摩乳头，每次做10分钟左右。做完后呢，再用温水清洗一下乳头，然后涂抹点儿油脂，让皮肤变得坚韧一些。等乳头凸出来后，你就可以放心大胆地为产后哺乳做准备了！"

大约半年后的一天，她又来了。当时我正在接诊，忙得不可开交。抽个空，她进来了。一进来，她就笑容满面地说："阿姨，我的病好了！"

"哎呀，是吗？好久不见了，再让阿姨看看怎样了！"

小姑娘把衣服掀开后，一看，果然患侧那个粉红的乳头已经完全露在外面了。

"好啊，没事了，祝贺你呀！"我拍拍她的手，笑着说。

"还要谢谢您呢阿姨！您都不知道，解决后我心里多轻松！"

"嗯，好好准备准备，跟你先生做个优生优育的十项检查，每天多活动活动，戒烟限酒，准备要宝宝吧！"

　　大部分的乳头内陷通过上面我教给这位小姑娘的方法都能将乳头牵拉出来。对于少部分不可复性的乳头内陷，也就是重度的乳头内陷，那就只能通过外科手术方法来矫正了。手术主要是通过彻底松解牵拉内陷的肌纤维束，将周围组织填充于乳头的下方，以增强乳头的支撑力，使乳头隆出，并重新塑形。这算是一种小手术了，正常情况下也不会损伤乳头的感觉神经，而且手术后也不会妨碍乳头的正常感觉，但是哺乳肯定就没戏了。

　　但也有一点需要注意，那就是乳头内陷手术矫正后，仍然有复发的可能性。所以，在手术的5～7天，即拆线后，还需要手法牵引乳头1～2个月，有条件的患者也可行器械牵引，以巩固疗效，防止乳头内陷复发。

哪些人易患乳腺癌

乳腺癌是一种女性朋友一提起就感到万分恐惧的疾病。虽然现在医学不断进步，但每年全球仍然有高达50万的人死于乳腺癌。有许多朋友不禁会问：既然乳腺癌的发病率在不断升高，那么哪些人属于乳腺癌的高危人群呢？换句话说，就是哪些朋友比普通人更容易患乳腺癌呢？

许多临床研究资料证明，以下几类人患乳腺癌的概率要相对高一些。

（1）有乳腺癌家族史的女性。如果直系亲属中有多人患过乳腺癌，那么本人患乳腺癌的可能性就会比较大。如果母亲在绝经前患乳腺癌，那么女儿患乳腺癌的概率就会比其他女性高出2～3倍。如果母亲在停经前患了双侧乳腺癌，其女儿患乳腺癌的概率就更大了。因此，如果家族中有乳腺癌病史，则子女及亲属应该定期检查乳房，以便早发现、早治疗。而如果母亲在年纪较大时才患乳腺癌，且家族中只有她一人得乳腺癌，那么其遗传概率会比较低，其家人可以不必过度担忧。

（2）初潮年龄过小或绝经年龄过大的女性，均为乳腺癌的高危人群。一般初潮年龄小于12岁的女性，比初潮大于13岁的女性发病危险提高4倍；绝经大于55岁的女性，发病危险也会增加30%。

另外，独身、晚婚和初产年龄大（尤其是初产年龄大于35岁者）等，也是乳腺癌发病的高危因素。现在不少职业女性不断攀登事业高峰，结果各种

"不婚族""丁克族"成为现代好多职业女性的生活趋势，迟婚、迟育也已成为一种普遍的社会现象；母乳喂养的普及率也在逐年降低，并且维持的时间较短；以及多次流产和高龄产妇等原因都容易导致女性内分泌紊乱，引发乳腺疾病，增加患乳腺癌的风险。

我身边也有很多这样的女性，三十多岁了还单身，或者结婚了也不生孩子，说结婚生孩子的压力太大了。对这样的朋友，我常说的话是这样的："这结婚生孩子对于人生来说也许不是必须的，但对于女性健康来说，却是很有必要的。"

这是为什么呢？女性在怀孕过程中，体内会产生大量的孕激素，可以很好地保护女性的乳腺健康。但如果不生育或过晚生育，就会令体内的雌激素增高，增加对乳腺上皮细胞的刺激，患乳腺癌的风险也会增高。所以，虽然晚婚、晚育、拒绝哺乳等不一定会导致乳腺癌，但在患乳腺癌的一些女性中，这部分原因却是占有一定比例的。

（3）长期使用外源性雌激素及孕激素以控制更年期症状的女性，乳腺癌发生的危险也会增加。

（4）曾有过某些乳腺增生疾病的患者，如非典型导管增生与小叶增生等疾病患者，以及曾有过癌症病史的人群，如曾经有过子宫内膜癌、卵巢癌和结肠癌病史者，其发生乳腺癌的危险性也会有所增加。

（5）各种不良的生活习惯及精神心理因素等，也会导致乳腺癌的发生，而且这种因素导致的乳腺癌发病率近年还在不断呈增加趋势。现在有人提出这样一个观点，就是"癌症是一个人生活方式的写照"。这句话是什么意思呢？意思就是说：我们不良的生活习惯最终会给出我们一份不及格的健康成绩单。

我曾接诊过这样一位病患，她在10年前曾患过卵巢癌，当时发现较早，治疗也比较及时，预后良好。但今年她又查出了乳腺癌，令她感到很郁闷，她常常感叹："我怎么就摆脱不了癌症这个命了呢？"

仔细分析，她的身上有许多乳腺癌的高危因素：她是位单身女性，四十多岁仍然没有结婚，也没有生育过孩子，性格内向，经常郁郁寡欢。同时她还有过卵巢癌病史。

现在很多年轻女性都是职场上的佼佼者，工作压力大，下班之后的生活也已不再像过去那样"吃完饭洗洗就睡"了，有时还要熬夜加班地工作。长期熬夜就会破坏我们正常的人体生物钟，导致内分泌出现紊乱，从而影响激素的分泌，增加乳腺癌的患病概率。《印度时报》的报道称，据最新研究，经常熬夜、上夜班的女性，患乳腺癌的危险可能会增加近4倍。国外的有些研究资料也显示，夜班或长期熬夜的女性患乳腺癌的风险比一般人群要高。因为明亮的灯光会抑制脑部松果体分泌褪黑激素，而褪黑激素的分泌又与乳腺癌的发生存在着密切的关系，其含量过低就会刺激到人体雌激素的分泌增加，进而出现连锁反应，刺激到乳腺细胞的增生。

另外，长时间处于压力和竞争激烈的工作环境中，也让越来越多的女性失去了过去那种自然的生活方式，极易产生焦虑、紧张、孤独、恼怒、抑郁等不良情绪。长期处于这种不良的情绪刺激下，机体的生理节律也会发生紊乱，导致神经系统和内分泌系统功能失调，进而导致机体内环境的失衡，免疫功能下降，使胸腺生成和释放的胸腺素减少，淋巴细胞、巨噬细胞对体内突变细胞的监控能力和吞噬能力下降，从而容易诱发乳腺癌。

除了这些因素之外，女性长时间吸烟、酗酒、吃煎炸或快餐食品、泡夜店、缺乏运动、佩戴过紧的胸罩或穿过紧的内衣等，长时间不给乳房"松绑"等，也会影响身体的正常功能，破坏内环境的稳定，增加患癌的风险。

（6）长期暴露在各种有害物质中的女性，如在化学物质、病毒侵害、电磁辐射或致癌源（如经常施行X光透视或放射线治疗）等环境下工作，也能在一定程度上导致乳腺癌的发生。

以上这几类女性，患乳腺癌的概率要高于普通女性。所以，如果你是这几类女性当中的一员，一定要多关注自己的健康问题，平时养成良好的生活习惯，尽量避免危险因素的存在。比如，多吃一些含有丰富纤维素的食品，减少身体中可能导致乳腺癌的雌激素，降低乳腺癌的发病率；多做运动，养成运动的好习惯，据统计，经常运动的女性，患乳腺癌的概率比不运动的女性要低30％；如果可能的话，尽量在适当的年龄结婚、生育，并坚持至少6个月的母乳喂养，这将会让你患乳腺癌的危险降低一半。

此外，还要定期进行乳房检查。20～40岁的女性，应于每月月经后一周内做一次乳房自检；每隔两年，由专业医师做一次临床检查或乳房影像学检查；40～49岁间的女性，除每月定期做乳房自检外，每年还应做一次专业性的乳房检查；50岁以上的女性，除每月应定期做乳房自检外，每年还须做一次临床乳房检查和乳房X光摄影。

再次提醒那些在职场上打拼的"白骨精"们，不论工作多忙、多累，都要学会给自己解压，积极进行自我调节，尽量让自己做一个"心胸开阔"的大女人。

总之，虽说女性都有患乳腺癌的危险，但只要我们能坚持做到以上这些，也可以在最大程度上远离乳腺癌的威胁，达到早发现、早治疗的效果。

乳腺癌是不治之症吗

第一次到我家做客的亲戚或朋友，只要一进我的家门，马上都会被书柜上摆放的各种各样的纪念品所吸引。这倒不是说我书柜上摆的都是什么值钱的东西，但它们却都特别有意义。它们其实都是来自各地的病患送给我的手工制品，有河北张大娘亲手缝制的绣花鞋垫，山西的莉莉编织的五彩平安结，北京的朱大姐制作的绢花……

这一个个小物件看起来没什么特别的地方，但却代表着一个个重生的生命的故事，它们都是抗癌成功的姐妹们的心意。

从医30年来，我见过无数患上乳腺癌的姐妹，每次都令我心痛不已。乳腺癌是一种令女性闻之色变的恶性肿瘤，不仅折磨着人的身体，还时时摧残着人的心灵。其实乳腺癌并非绝症，而是许多时候我们自己把对乳腺癌的恐惧放大了，这种恐惧蒙蔽了我们的双眼，使我们不能客观地认识疾病、及时治疗，甚至带来更严重的后果。下面的故事也许会给朋友们带来一些启示。

8年前的夏天，北京的天热得像掉入了炭火盆一样。这天正赶上我出门诊。在看完大概四五个病患后，进来了一位中年妇女。我抬头一看，立刻知道她的情况不妙：面容憔悴，情绪低落。我为啥用"憔悴"这个词而不直接说她瘦呢？因为"憔悴"这两个字都带着竖心旁，都是跟心情有关的。很明显，她身体的瘦弱一半与病情有关，一半则是思虑过度所致。她的双眼流露着无助与无望，和我对视之后，眼睛里似乎有了一点生气，但很快又消散了。更让人觉得奇怪的是，她在这样炎热的夏天里居然还穿了一件厚厚的外套，与这个季节显然是非常不协调的。

她来到我的桌前，没有坐下，而是站在边儿上，小声地问："大夫，您能帮帮我吗？"

"没问题，您先坐下，把问题先和我说说，让我看看，好不好？"我温柔地回答她。

但就在我准备给她做检查时，却被她拦住了："大夫，您还是先戴上口罩吧！我这气味太重了！连我家人都受不了。"

我摆了摆手，示意"没关系"。当她解开外套，将胸口上的纱布揭开时，一股难闻的气味扑鼻而来，瞬间便弥漫了整个诊室。出现在我眼前的，是一个碗口般大小的癌肿，表面已经溃烂，脓血和坏死组织粘连在伤口上。

"大夫，我还有救吗？"中年妇女用几近哀求的语气询问着。看得出来，她想活，十分渴望自己能够活下来，她在找一个能够医活她的人。

我很奇怪她为什么拖到现在才来，她告诉我，是因为恐惧。半年前单位体检时已经发现她的乳房有两厘米的肿块，"万一是乳腺癌呢，我可怎么办啊！"就这样，她抱着侥幸心理求医问药，最后求助到一位"民间大师"，大师拍胸脯对她说绝不可能是癌，自己能治好。花了十几万，治成了现在这个样子。

我心疼地给她包好伤口，握住她的手说："只要我们一起努力，你会好起来的！"

听了我的话，她像抓住了一根救命的稻草一般，眼圈红了。

我给她开了住院证明，并详细告诉她如何办理住院、到哪里办、医保怎么办等一些细节。可不要小看了这些细节性的东西，有时候它甚至能够决定一个人的命运。有很多患有乳腺癌的姐妹，在办理住院时因为手续复杂，医院的导诊流程不明确，绕来绕去就干脆放弃了。

这位中年妇女住进我的病房，我把我的手机号告诉了她，让她有什么问题随时给我打电话。我也存了她的手机号，有时稍闲一点，我就给她发一条温馨的短信，鼓励她坚定信心，战胜乳腺癌。

经过两个月艰苦的化疗，她的肿瘤体积缩小了，伤口也开始愈合了。3个月后，她顺利地完成了乳腺切除手术。而今8年过去，她仍然健健康康地活着。

她康复后，我们成了好朋友，她总对别人说起，是我给了她第二次生命。她的丈夫也对我说："她康复后，性格开朗多了，遇事也豁达多了，不再那么极端地看问题，整个人都非常阳光，我觉得她越活越年轻了。"但我也常常会想，假如半年前她刚刚发现病情时，有人能帮助她克服对癌的恐惧、正视疾病、乐观面对，她的结果一定会更好。

对于患上乳腺癌的姐妹，医生如何告知病情，如何进行治疗，都是一门重要的艺术。在临床实践中，我发现运用心理学中的许多治疗方法，可以巧妙地帮助她们克服恐惧，战胜病痛。

患者在来医院就诊时，多数已经预感到自己情况不妙，她们也非常想知道，自己怎么了？还能不能治疗？我经常见到一些患者家属，确诊后总是要求医生瞒着患者不说，而各种各样抗癌的治疗却不能不做，患者的疑问和抵触反而越积越多，最后有一天，纸里包不住火了，实话实说："你得癌症了。"完了，一句话如同晴天霹雳，把患者直接击垮了。您想想，这事儿搁谁身上谁能受得了？

患者们一旦知道自己患上了乳腺癌，她们的紧张、恐惧、焦虑、痛苦等心情可以理解，但是我们通过适当的心理支持和干预措施，是可以减轻患者受到的这些负面影响和心理打击的。

其实现在乳腺癌已经不是什么不治之症了。只要采取积极的预防措施，做到及早发现，早期诊断和充分有效的治疗，是可以取得非常好的疗效，获得长时间生存，而不影响生命的。即使是晚期的乳腺癌患者，积极治疗仍然可以取得非常好的疗效。

但是在与乳腺癌斗争的过程中，患者的心理活动起着很大的作用。如果不能面对现实、积极配合治疗，一听说自己患了癌症就精神崩溃了，这样会极大地削弱自身的免疫功能，而使病魔越来越强。即使采取了正规的治疗，疗效也不如他人，预后也相应比较差。

所以，面对乳腺癌的姐妹，我在告知病情时，通常都会采取心理学上的脱敏疗法，简单地说，就是分次少量、逐步告知对方病情，而不是让她在毫无心理准备的情况下一下子就被"癌症"这两个字击垮，变得绝望。比如说，患者来了，我会先告诉她："你乳房上长了个东西，但究竟是什么，还要进一步检查才能知道。做个穿刺，先确定肿物性质好不好？"

经过一段时间的铺垫，当患者客观地认识了乳腺癌，我便把患者和家属请到一起谈病情。我会先让她自己看看确诊为乳腺癌的病理检查单，等她有了心理缓冲之后，再郑重地向她陈述病情，一起讨论下一步的治疗方案。这样一来，患者事先有了一定的思想准备，并且有医生和家人陪在身边，面对乳腺癌时，就不会感到孤独无助，也不会有过激的情绪，日后在治疗过程中也会尽可能地配合医生，让整个治疗计划得以顺利完成，为战胜病魔创造良好条件。

年轻就不得乳腺癌了吗

有人认为，乳腺癌那是中老年女性要担心的事，年轻人还离得远呢。我要告诉大家的是，这个观点是绝对错误的。作为一个有30年医龄的乳腺科医生，我几乎每一天都会碰到新发的乳腺癌患者，她们有的年长，有的则不然。近几年我已经接诊了好几位大学生患者。所以乳腺癌并不是中老年女性的"专利"，年轻的女性同样有患乳腺癌的风险。

乳腺癌是乳腺疾病中最严重的一种，通常40～50岁女性是高发人群。但最近一两年来，我们医院频繁地发现30多岁的女性被查出患有乳腺癌，甚至还有二十多岁的女孩子患上了乳腺癌。现有调查数据表明，我国主要城市10年来乳腺癌发病率增长了37%。特别是在30～54岁年龄组中增长更快，乳腺癌已成为名副其实的威胁女性健康的"头号杀手"。

我就曾接诊过两位年轻的乳腺癌患者，都是20岁出头。其中有一位23岁的年轻姑娘，当时来我这里时就已是乳腺癌晚期了。开始以为只是乳腺增生，但后来这个"增生"越长越快，而且还越来越硬，等到我这时，她的整个乳房已经又红又肿。穿刺病理确诊为乳腺癌。我当时几乎不敢相信这个结果，太年轻的孩子了！这么年轻美丽的一个女孩子，美好的人生才刚刚开始，就乳腺癌晚期了，真是令人扼腕叹息！

还有一位33岁的女性朋友，大概前年结婚的吧。结婚后她一直想生个宝宝，年底时她怀孕了，小两口真是欣喜不已呀！可怀孕六个月产检时，她发现自己的乳房有点溢血。当时她也没在意，就以为是分娩前的内分泌紊乱所致，也就没去检查。可等宝宝顺利出生后，她发现乳头还是不断溢血，溢血的一侧乳房异常肿胀，这才警觉起来，来我这里检查。

我给她一检查，乳房里肿块就有好几个，除了大的癌肿，周围还有多个癌结节，病情显然已经很重了。

刚生完宝宝，她还没来得及给宝宝喂奶呢，就住院了。因为已经失去保乳手术的时机，我们只好切去了她的一侧乳房。这位患者很可能在怀孕前就已经患了乳腺癌，但没及时发现。怀孕后，由于身体激素的变化，才导致恶性肿瘤快速增长。这也从侧面告诉我们，准妈妈们怀孕前，除了妇科检查外，也一定要进行乳腺检查，在妊娠前把存在的乳腺疾患提前解决。

为什么现在乳腺癌的发展趋势越来越年轻化呢？大致有以下几个原因。

首先，就是女性体内激素水平所发生的改变。现在女性的审美观念都发生了改变，再加上市面各种丰胸产品的泛滥，很多年轻的女性纷纷使用一些丰胸产品，有的还会做丰胸手术，让自己显得亭亭玉立，妩媚动人。

这种爱美、追求美的心情是可以理解的，毕竟爱美之心人皆有之嘛！可是，大家却忽略了一个问题，那就是这些丰胸产品中大部分都含有激素。这些激素在进入我们的身体后，就会影响到我们本来正常的激素水平。

另外，一些不良的生活方式、饮食方法、环境污染等，也都会扰乱我们体内正常的激素水平，增加患乳腺癌的风险。

现代生活的快节奏使得许多女性朋友的一日三餐以各种快餐、速成食品为主，大量摄入煎炸食品、快餐食品及各种零食、甜食，而粗粮和蔬菜摄入却明显不足；加上平时工作的繁忙和疲劳导致较少运动，致使体内脂肪含量过高。脂肪在体内堆积过多，雌激素的生成就会增加。过多的雌激素又会刺激乳房腺体上皮细胞过度增生，成为引发乳腺癌的最重要的因素之一。

其次，精神压力过大。社会在不断发展，人们面临着各种竞争和压力，尤其是女性，在面临工作、人际关系、家庭、孩子等状况时，很难再保持心态上的平和。由于承受过多的压力，一些女性就会出现因精神因素引发的内分泌失调、自主神经紊乱、失眠、烦躁等。我们的乳房是通过雌激素的分泌促进生长发育的，一旦出现内分泌失衡、紊乱，就可能增加患乳腺癌的概率。

还有一些女青年，为了自己的事业能够得到更好的发展，往往30岁以后还未结婚生子。有的即便结婚了，也要选择"丁克"，不要孩子。不育和晚育都是乳腺癌的危险因素，增加发生乳腺癌的风险。

乳腺癌是由家族遗传性的疾病。有家族遗传史的女性，患乳腺癌的概率要高于普通女性。有些女性朋友本身就携带与乳腺癌发病相关的特殊基因，如果在平时生活中又不太在意自己的健康，也容易在很年轻时就患上乳腺癌。

现在，医学上可通过基因检测的方法，来检测你的体内是否有乳腺癌的易感基因。因为乳腺癌的发生发展是一系列基因、环境因素等共同作用的结果。许多流行病学研究也提示，女性的月经、生殖、生活方式（如初潮早、绝经晚、妊娠、堕胎、服用口服避孕药等）等因素，都与乳腺癌的发生密切相关。但不同基因背景的个体处于同等暴露水平时，对乳腺癌的易感性是不同的。这种基因背景的差异，也决定了个体患乳腺癌风险的大小。

比如说，BRCA1是最先被发现的高共显乳腺癌易感基因，有乳腺癌家族史的女性中，15%～20%存在细胞的BRCA1突变；同时具有乳腺癌和卵巢癌家族史的女性，突变比例会更高，可达60%～80%。而女性BRCA1突变携带者，一生中发生乳腺癌的风险则高达60%～80%，并且突变携带者平均乳腺癌诊断年龄为42岁，比一般人群要提早很多年。

我们大家熟知的好莱坞红星安吉丽娜·朱莉，她的母亲与癌症搏斗了近十年，最终于2007年死于卵巢癌。而医生检测出朱莉也带有一个"缺陷"基因，名称是BRCA1，这大大增加她患乳腺癌和卵巢癌的风险。为了预防可能患癌的风险，她将双侧乳腺全部切除。这样一来，她患乳腺癌的概率便从原来的87%下降到5%。

所以，对有乳腺癌家族史的人群来说，可以考虑进行基因检测。这种基因检测是通过查找你体内乳腺癌疾病的易感基因，从而确定你可能发生乳腺癌的概率有多大，是否容易得乳腺癌，然后再针对不同个体进行生活和个性化的保健、用药指导等，从而真正做到早知道、早预防，规避不利因素对健康的影响。

这种基因检查还不是常规的体检项目，对于乳腺癌大家还是应采取定期筛查，早期发现的策略。我们建议，对于具有高遗传倾向的女性，在20岁以后就应每年做一次乳房检查，并且经常配合自检，以便及早发现病情。

乳腺癌能早期发现吗

乳腺癌能够早期发现吗？答案是肯定的。而且在各种癌症中，乳腺癌是最有可能被治愈的癌症。因为乳腺癌不是一下子就发生的，它的发生和发展都有一个过程，在这个过程中也会表现出许多征象，比如，乳房里能触到肿块，而且肿块很硬，边缘不规则，没有痛感，或者感到乳房肿胀，却没有明显肿块；乳晕周围出现水肿；乳头有异常分泌物产生，即乳头溢液（血性或清水样溢液），或乳头出现轻度回缩或糜烂；乳头或乳房周围的皮肤轻度凹陷或隆起；乳腺局限性增生经药物治疗后不能改善或不随月经周期而变化；不明原因的腋窝淋巴结肿大；绝经后出现乳房疼痛等等。这些信号往往都是乳腺癌的早期征象。女性朋友一旦发现自己的乳房出现上面这些信号的一种或几种时，就应及时到医院就诊。

我的许多乳腺癌姐妹，尤其是发现得早的乳腺癌病患，在发现乳腺癌并及时治疗后，活十年二十年的有很多，还有的已经超过30年，状况仍然很好，完全没有影响到正常的工作和生活。

乳腺癌越早发现越容易治疗，而且预后也会很好。有一次，我到某地讲课，在讲到乳腺癌的一些早期征象时，引起了下面的一位观众的注意。她对照了一下，发现自己的乳头有一点点小内陷，而且两侧的乳头还有点不一样长。

等我回到医院后，她就来找我了，说："大夫，我听您讲课，说乳腺癌的早期症状有乳头内陷，您看我这是不是就是乳腺癌呀？"

我给她检查了一下，问她："您这乳头以前也这样吗？"

"以前不这样，就最近一个月吧，我才发现的。"

我让她去拍了个片，结果出来后，确诊为原位癌，也就是最最早期的一种癌变。它其实是指乳腺上皮细胞发生了异常增生，具有恶性细胞的性质，但并未穿过基底膜的一类病变。由于上皮层内没有血管和淋巴管，原位癌只有浸润超过基底膜才有转移的可能。所以，原位癌虽然也称为"癌"，但与浸润癌不同，它发生转移的概率几乎为0。只要及时治疗，效果是非常好的，甚至可以永久治愈。我的这位患者就是患的这种病，当时查出来后马上做了病灶切除手术，现在10年过去了，她依然非常健康。

还有一位患者，有一天我在出门诊时她来找我，说："大夫呀，我发现乳房里有个肿块，不痛也不痒的，但最近长大了。我上网查了一下，发现自己的状况像是乳腺癌呢！大夫，您给我瞧瞧，会不会真是什么不好的情况？"

我仔细给她检查一下后，让她去做个B超检查，结果怀疑为"乳腺癌可能"。我又让她第二天再查个乳腺钼靶，结果再一次印证了B超的结论。

我当时就说："您住院吧，及早治疗不会有事儿的。"

大约一周后，她做了手术。术后病理切片表明，她所患的是乳腺癌中最多见的浸润性导管癌。但由于发现较早，术后康复得也很不错，现在已经度过了5年的危险期。

据世界卫生组织调查表明，现在乳腺癌是继宫颈癌之后可通过二级预防降低死亡率的肿瘤，预后也比较好。在欧美一些发达国家，由于定期乳腺X线摄影检查，使早期乳腺癌检测率大有提高，一般40～49岁的患者死亡率下降20％，50～69岁患者死亡率可下降20％～40％。因此，世界卫生组织也将乳腺癌列为普查有效的人类肿瘤之一。

那么怎样早期发现乳腺癌呢？这肯定是广大女性朋友最关心的问题之一。每一位来我这里就诊的病患，我都提倡她们进行乳房的自我检查，因为这是一种有意识地进行自我保健的方法，经济、便捷，还不受时间限制，对人体也没有任何损伤。比如，我告诉她们经常关注自己的乳腺是不是有肿块啊？腋下有没有淋巴结肿大啊？乳头有没有溢液啊？等等，这些对早期发现乳腺肿瘤都是很有帮助的。

但也有个问题，就是这种乳房自检常常会受到自检者本人对乳腺癌认识程度差异的影响，很多人都觉得："我才不会得什么乳腺癌呢！我身体这么好，我们家也没有遗传史，查什么乳腺癌呀！"结果，一旦发现肿块时多数都属于乳腺癌中晚期了，因此耽误了治疗，降低了生存率。

除了自检外，女性朋友还可以到医院找临床经验丰富的乳腺科医师进行乳房检查，这也能发现一部分乳腺癌。但需要注意的是：无论是自检，还是到医院请外科医师检查，通常都只能发现稍大的肿块或癌变征象明显的乳腺癌，对于那些较小的、不易触诊的乳腺肿块有时还是难以发现的。

当然，结合现代化的检查工具，可以明显提高早期乳腺癌的检出率。如乳腺超声、乳腺X线摄影（目前多数是钼靶或钼铑双靶）、乳腺CT、乳腺核磁共振、乳管镜等辅助检查，都是乳腺疾病有效的检查手段。欧美医学界广泛认为，乳腺X线检查是最有效、最可靠的早期诊断乳腺癌的手段。在美国和加拿大，乳腺X线摄影质量控制协会规定：女性在40岁以上应每年定期进行乳腺X线检查。因此，美国和加拿大的乳腺癌发病率虽然呈上升趋势，但乳腺癌的死亡率近年却已开始呈下降趋势。因为人种的关系，我国女性乳房偏小，因此乳腺B超则被医学界普遍认为是乳腺癌筛查的最有效手段。

得了乳腺癌一定要切除乳房吗

乳腺癌根治手术是个创伤非常大的手术，所以也容易给患者造成患侧活动受限及肿胀。另外，乳腺癌根治手术还会影响女性的身体外形。对于女性来说，乳房不仅是一个哺乳器官，是人类延续生命的源泉，还是重要的性征器官，是女性魅力与自信的所在。可一旦做了乳腺癌根治手术，许多女性朋友就会因为乳房的缺失和形体的改变感到深深的自卑，认为自己失去了女性的魅力，是个不完整的女人，性吸引力下降，甚至会刻意回避一些社会交往，严重影响生活质量。

我有一位病患，三年前患上了乳腺癌。她是一名外企的业务主管，**虽然**那时只有32岁，但业务能力很强，是一位很优秀的职场丽人。可是，乳腺癌偏偏就找上了正值风华正茂的她。她来我这里检查后，被确诊为局部晚期乳腺癌。无奈之下，只能选择手术切除乳房。

手术后，她的身体恢复状况还是不错的。可后来她来我这里复查时，就跟我说："唉，主任呀，我现在觉得自己就是个残缺的女人，做什么都没有意义！"

我很理解她的心情，安慰她："你只是失去了一个乳房，而且是个生了病的坏乳房，除此之外你什么都不少，你还是你啊，生命怎么会没意义呢？"

"话虽这么说，可我就是过不去这个坎儿。我现在特自卑，觉得自己不再是个完整的女人。每次出门，我都要在内衣里塞上义乳，在镜了前反复整理才敢出门。走在路上，我也不敢抬头，觉得自己跟别人不一样，看到别人的眼神仿佛都在嘲笑我的残缺。我更不敢游泳，不敢当众试穿衣服……我在自己的家里洗澡时，看到自己残缺的身体，都觉得自己是个异类……"说到这里，她的眼圈一下子就红了。

当时我真的不知道该说什么。我虽然是个乳腺科医生，每天都要面对各种各样的乳腺疾病，每天都要给各种各样有病的乳房做手术，可作为一个健康的、身体完整的人，我也许真的没办法切身体会到她们的痛苦。虽然这个手术不会造成四肢、眼耳的残障，但它让女人丧失了身体上最美丽的部分。那种无形的创伤来自心理，来自一个普通女人的尊严。就算一个心理再健康、再坚强的人，面对这样一个巨大的、不可逆转的变化，还是有着不可承受之痛的。

"你的丈夫爱你吗？"我只好转移一下话题，我知道也许我不应该问她这个比较隐私的问题。但我希望能得到她肯定的回答，通过这个答案来安慰她一下。

"他很爱我。我们有一个幸福的家庭，我还有一个5岁的儿子。我丈夫经常鼓励我，让我勇敢地面对以后的生活。可我总觉得对不起他，甚至拒绝和他亲热，怕他看到我丑陋的身体。但他说他永远都不会放弃我……"

"妹妹，你看，虽然你患了病，做了手术，增加了生活上的不便，但你仍然有那么爱你的丈夫，你多么幸福呀！其实夫妻之间，重要的是相互扶持。美与不美都是相对的，每个人的评判标准不同，在你丈夫心里并没有认为你不美呀？为了爱你的丈夫，为了可爱的儿子，你更应该好好生活，对不对？"

在我的劝说下，她的情绪渐渐好了起来。后来每次来复查时，我都会陪她聊一会儿，她的状态也逐渐好起来，我们成了很好的朋友。

其实，任何一位患者都不愿切除乳房，但考虑到生命安全，很多乳腺癌患者最后不得不选择"一切了之"。这样的无奈做法也给我们女性朋友造成了巨大的心理创伤。

如果能够早期发现乳腺癌，并不一定需要切除乳房。随着早期乳腺癌发现比例的增加，以及放疗技术的改善，现在乳腺癌保乳手术逐渐兴起，让患者保留乳房的概率逐渐增大了。

什么是乳腺癌保乳手术呢？简单地说，就是仅切除掉肿瘤及周围的部分正常乳腺组织，同时进行腋窝淋巴脂肪组织清扫。这一手术的最大优点就是基本保持了乳房的原有外形，保留住女性自信的象征，在保留乳房外形完整的同时，又兼顾了术后的功能恢复。该手术在国内外已经普遍开展。

保乳术确实保留了乳房美观的外形，这种对美的追求如同我们每个人都不希望自己有疾患一样，完全是正常心态的反映。可是，也不是每位乳腺癌病友都可以实施保乳术。虽然保乳术对很多乳腺癌病患来说是个福音，但它却通常只适合病期较早的乳腺癌，在我国，保乳术的主要指征之一是肿瘤≤2厘米的孤立病灶。如触摸不到肿块，仅为孤立成簇的微小钙化灶，经"X线立体定位"切除活检证实为乳腺癌，也是实施保乳术的适应证。另外，肿瘤距乳晕≥2厘米，或肿瘤与乳房的比例适当，估计保留乳房术后能够保持较好外形，以及局部晚期乳腺癌治疗后降至Ⅰ、Ⅱ期者，也可以考虑实施保乳手术。

目前在医学上，保乳手术已成为一种成熟的乳腺癌手术治疗术式，与乳腺癌根治术，也就是我们常说的需要全部切除乳房的手术相比，这两种手术方式对患者的长期生存没有任何差别。但有个问题就是：首先，患者需要符合保乳条件，其次，保乳手术对技术条件要求较高，手术的费用相对高些，而且手术后还需要放疗，后续费用也需要考虑。所以，很多患者即使符合保乳手术条件，最终也可能因为这样或那样的原因，不得不"忍痛割爱"，放弃保乳手术。

保乳术是一种疗效确切、兼顾患者外观、降低患者心理痛苦的术式。但是它的推广还需要一个过程，一个观念转变的过程。只有当我们的医生和患者在观念上真正接受了这种治疗方式，保乳手术才可能在临床中得以广泛应用。

除了保乳手术之外，目前还有一种"拯救乳房"的方法，就是在乳腺癌根治切除术的同时进行乳房再造手术。这样患者在术后醒来时，不会感到自己乳房的缺失，对患者心理的影响最小。

乳房再造的典型例子就是我们前面提到的好莱坞女星安吉丽娜·朱莉。在她选择预防性切除乳房后，对其进行了同期重建。我们把这个过程说得简单明确一些、"白话文"一些，就是把乳房里容易患病的"芯"切除，将里面的乳房组织移出来，再往里面注入填充物，这种填充物通常为人工假体或自身组织肌肉。相对来说，使用自身组织重建乳房更安全一些，这是目前乳房重建的主要方式。

不过，与西方发达国家相比，我国的乳腺癌切除手术后的乳房再造率还是很低的，预防性切除及再造更少。原因很多，比如乳房再造的观念和知识不普及，还存在着一定的社会偏见，不少人认为植入的假体是一种"异物"，植入后不安全，或认为植入自身组织是"拆了东墙补西墙"；一些医院缺乏整形的外科医生，或肿瘤医生与整形外科医生之间缺乏合作；手术技术要求高，费用也高，医疗保险不涵盖等等。这些原因都会令很多患者望而却步，不敢轻易尝试。

当然，我们相信，随着社会的发展和各项技术的进步，未来的乳房重建术一定可以普及，更多的乳腺癌患者将因此能够重获健康和美丽。

乳腺癌会遗传吗

上周，我的门诊来了一位二十四五岁的年轻女孩。她是那天门诊的最后一个患者，她一进来，我立刻就能感觉到她的焦虑。

我想，这位患者一定是患上了什么严重的乳腺疾病，才会显得这么紧张。别怪我们医生总是想着来就诊的人都有病，没病谁愿意来医院呢，对吧？

为了帮她缓解情绪，我亲切地问她："姑娘，哪里不舒服呢？"

她依然显得很紧张，说道："大夫，是这样的，我担心自己患上了乳腺癌！"

我有些吃惊。虽然我每天都可能接诊到乳腺癌患者，但对于每一位乳腺癌的患者，无论是早期还是晚期的，我都在内心暗暗为她们感到惋惜。

"为什么这么说？你做检查了吗？还是有什么不舒服？"我问。

"还没检查，可是我昨天洗澡时，摸到左侧乳房内好像有肿块，而且没有疼痛感。我怀疑……我怀疑是患上了乳腺癌。因为我们家有乳腺癌遗传史！"她皱着眉紧张地说。

"是吗。"我望着她，点点头，示意她继续说下去。

"我姥姥五年前患乳腺癌去世了；去年，我妈妈也查出了乳腺癌，现在正在接受化疗。我听人说，乳腺癌是会遗传的。大夫你看，我的两个直系亲属都得了乳腺癌，那我肯定也会遗传这种基因，患上乳腺癌是吧？现在我感到乳房内有了肿块，害怕已经得上了……还有，我还担心我的女儿以后……"

说着说着，她的眼圈红了。

我忙安慰她说："先别着急，我先给你做个检查，也许事情并没有你想得那么糟糕。"

她解开上衣，我先观察一下她的乳房外形，两侧乳头对称，乳头大小、形状无畸形、回缩，乳头表面也没有炎症、皲裂和湿疹样改变等，乳头也无溢液；乳房皮肤无炎症、水肿、橘皮征，也没有静脉曲张、色素沉着等现象。她的乳房外观是很正常的。

接着，我又给她做了触诊。在触诊时，我的确在左侧乳房的外上象限处触及一个如蚕豆般大小的肿物。

"是这里吗？"我问。

"是，是。"

"疼吗？"我边问边轻轻触摸这个肿物。

"不疼啊。就是不疼，我才害怕呢！不都说乳腺癌的肿块开始就是不疼的吗？"她显得很紧张。

我又触了触她的腋窝，淋巴结并没有肿大现象。虽然这个肿物把她吓得够呛，但依照我的经验，这并不是乳腺癌而是乳腺纤维腺瘤。这是乳腺疾病中最常见的一种良性肿瘤，多发生在20～30岁之间，发病多与雌激素异常有关。但由于它同样会有乳房肿块，且肿块无痛感，所以也会让很多有类似症状的朋友误以为自己患上了乳腺癌。

看着她着急得汗都出来了，我告诉她说："不用担心，这个不是乳腺癌，应该是个乳腺纤维腺瘤。"

"真的吗？大夫，您能确定吗？"

"差不多吧。你还希望我说你得了乳腺癌吗？"我笑着，跟她开了个小玩笑，缓解一下她的紧张情绪。

"不是，不是。就是……这个消息让我很意外。"听了我的话，她长长地松了一口气，显然放松了许多。

"不过，乳腺纤维腺瘤也不能忽视。您现在需要去做一个超声检查，然后我们再看如何治疗更合理。"

"啊，还要治疗啊？"她再次紧张起来。

"当然要治啦！这也是一种乳腺疾病，不及时治疗后果可能也会严重的！"

"噢，噢，好！"

大约30分钟后，她拿着报告回来了。报告显示为一个界限清楚的实性占位，和我的判断一致。

"您现在完全不用再害怕了，越来越不像乳腺癌啦。"我笑着告诉她。

这个消息让她的情绪明显比刚来时好多了。

"那乳腺纤维腺瘤怎么治疗？严重不严重？以后会不会癌变啊？"

"乳腺纤维腺瘤一般需要手术切除，但从目前的情况看，瘤体还小，不到1厘米，可以暂时观察。如果一段时间后它还在长大，就要考虑手术切除了。"

"那它以后会不会癌变？我们家有乳腺癌遗传史啊！"她显然更关心乳腺癌遗传的问题。

"这个你倒是不用太紧张，乳腺纤维腺瘤癌变的概率很小。只有纤维腺瘤内的上皮成分增生显著时，才能出现癌变。你定期来复查就可以了。"

关于她家中两位亲人患有乳腺癌，而她担心自己也会遗传乳腺癌的问题，我也给她详细地解释了一下，"乳腺癌确实具有一定的遗传性，但你也不要太恐慌，因为真正具有遗传性的乳腺癌在所有乳腺癌中所占的比例不超过5%。在中国妇女当中，这个比例会更低。"

"真的啊？那我就放心了！自从我母亲患上乳腺癌后，我每天难受得不行，一是看不得她受罪，二是担心我和我女儿以后也像她一样。现在看来，我是杞人忧天了！"

我说："我理解你的心情，但你也不要给自己太大的压力，也不是每个有乳腺癌的家族，家人都会遗传这种疾病的。"

"那什么情况下才会遗传啊？"她又问我。

为打消她的顾虑，看来我是要费些唇舌了，"这是个比较专业的问题了。简单地说，子女的遗传物质有一半来自于父亲，另一半来自于母亲，如果父母任何一方在遗传物质上存在着缺陷，都有可能会传给子女。现在也已证实，遗传性的乳腺癌的发生与这些遗传物质上的缺陷是相关的。也就是说，存在遗传物质缺陷的人容易患乳腺癌。所以，乳腺癌就是通过遗传缺陷的传递而传给下一代的。在乳腺癌高危人群中，检测这些遗传缺陷有利于乳腺癌的早期诊断和早期预防。但是，乳腺癌的病因极其复杂，其发生是多种原因综合作用的结果，遗传性仅是其中的一点，而且乳腺癌的遗传率很低，只能说乳腺癌有家族遗传的倾向，有乳腺癌家族史的人，比普通人患乳腺癌的概率要高，但并不一定会得。像你这个情况，只要定期到医院检查，及时排除各种乳腺疾病，就可以做到防患于未然了。"

她连连点头，心情也比之前越来越放松，"原来是这样。真是谢谢您了大夫，要不是来找您就诊，我在家都能自己把自己吓死！"说完，她自己不好意思地笑了起来。

我给她开了一些口服药，并嘱咐她生活中的一些注意事项，比如，少穿束胸或紧身衣，最好选择柔软、透气、吸水性强的棉质胸罩；慎用含雌激素类的药物和保健品，更要慎重使用丰胸产品；每月进行乳房自检，每3~4个月来医院复查一次，一旦发现肿块变大或腋窝淋巴结肿大时，一定要及时就诊。而后，这位患者放心地离开了。

其实在出诊过程中，我经常会被患者问到有关乳腺癌遗传的问题。目前，医学研究还没有揭示出乳腺癌的真正发病原因，只是观察到了一些和乳腺癌相关的危险因素。但有些高危因素确实是需要女性朋友们注意的。比如，有乳腺癌家族史的人，患乳腺癌的概率就要较无家族史的高出2~3倍。为此，有乳腺癌家族史者要特别注意自查，及早发现乳腺癌的蛛丝马迹，早期治疗。

在众多诱发乳腺癌的高危因素中，不少都是指向同一结果，即体内的雌激素相对过高。吸烟会影响卵巢功能，提高雌激素的合成；长期饮酒会使肝脏功能下降，雌激素灭活量减少，血中雌激素水平升高；常吃油炸食品也会影响雌激素代谢，从而诱发乳腺癌。

　　为此，我们可以在饮食上将雌激素降下来，最简单的方法就是常喝豆浆、吃豆制品。因为黄豆中含有的异黄酮类物质属于植物性雌激素，可与体内的雌激素受体结合而发挥"以假乱真"的作用，不过肾功能不好者不宜多食用。另外，平时要多吃一些新鲜蔬菜、水果，尤其要多吃一些富含硒的食物，如胡萝卜、苜蓿、荠菜、大蒜、香菇、番茄等，也能提高人体的抗癌能力。

乳腺癌患者一定要化疗吗

在谈乳腺癌患者是否都一定要进行化疗之前，我们先来简单地了解一下什么叫化疗。

化疗，其实就是一种应用化学药物治疗肿瘤的方法，也被大家称为是一种"以毒攻毒"的乳腺癌治疗方法。

在所有疾病的治疗药物中，化疗也许是不良反应最大的一种，但这种高毒性的方法仍然作为肿瘤治疗中最常用的方法之一，是因为适宜的化疗方案对肿瘤的杀伤最终还是会远远超过对身体正常组织的损伤。

乳腺癌是应用化学药物治疗的实体肿瘤中疗效最好的肿瘤之一。包括有术前化疗（新辅助化疗）、术后辅助化疗和解救性化疗。其中，手术前化疗既能让肿瘤缩小，也能杀灭存在于身体其他部位的肿瘤细胞；而术后化疗则能消灭扩散到全身的癌细胞，减少肿瘤复发的机会。

在化疗中，比较值得一提的是术前化疗，也称为新辅助化疗。既然同样都是化疗，术前和术后化疗有什么不同呢？简单地说，术前化疗可以通过测量肿物大小变化而直观地判断化疗疗效，由此大大降低化疗的盲目性，为术后辅助化疗很好地指明了方向。而且，由于术前化疗可以尽可能地缩小肿瘤的体积，在手术时就能大大提高保乳手术的成功率，尽量帮患者提高保留乳房的比例。此外，术前化疗还能在一定程度上提高乳腺癌患者的生存率。有试验证明，在术前化疗疗效好的病例（部分患者可以完全杀灭肿瘤），其生存率较高。

总体来说，化疗就是为了可以最大限度地杀死癌细胞，提高患者生存率，延长生存期。

化疗的效果虽然好，而且起效迅速，但不良反应也大，比如通常会导致患者出现食欲减退、恶心呕吐、腹泻等消化道症状，脱发、月经紊乱或闭经、白细胞减少、血小板减少、贫血、肝肾功能不全，甚至心力衰竭等。对于许多乳腺癌患者来说，接受化疗是一种非常痛苦的心理体验。其实，化疗反应的轻和重与患者的身体和心理状况都有关系。

曾经有一位患者，43岁时患上了乳腺癌，是Ⅱ期浸润性导管癌，伴有腋窝淋巴结转移。她这个情况是需要化疗的，所以手术后，她接受了6次化疗。

她在化疗开始前就听其他病友说，化疗输了"红药水"就会吐，头发会掉光，因此万分恐惧和抵触，第一次化疗过程中，这位患者的反应大得出乎意料，频繁剧烈呕吐，化疗结束后哭天抢地，强烈要求不再化疗。经过我耐心的心理疏导，细致地讲解化疗的重要性和必要性，最后还用了激将法，她终于决定再试一次。第二次化疗一开始，我特意抽出时间陪她聊天，聊起她的宝贝女儿升学的事情，她眉飞色舞说得高兴极了，以至于化疗结束了她都没有察觉，更别提化疗反应了。后来，我们进一步谈话，通过两次化疗不同反应的比较，让她意识到化疗原来也可以没有那么多痛苦的反应，从而增强了信心。此后，经过我们全程的心理支持，这位患者顺利完成了全部的6次化疗。

对于乳腺癌患者来说，化疗虽然是一种很有效的治疗方式，但也不是所有的乳腺癌患者都需要化疗。比如原位癌患者，以及病灶较小（小于0.5厘米）的浸润癌患者，都可以考虑不做化疗；雌激素受体为强阳性的早期乳腺癌患者，尤其是绝经后的老年患者，可以通过更加温和的治疗方式，如内分泌治疗（俗称服药）来代替化疗，也可达到较好的疗效。

关于内分泌治疗法，我也在这里给大家简单地说一下，因为好多病友或家属总觉得通过这种吃点药就抗癌的治疗方法不可取，坚持要化疗。乳腺癌的内分泌治疗法，其实就是通过调控体内的雌激素水平和降低雌激素作用而达到抑制激素敏感型乳腺癌细胞生长的治疗方法。这种治疗方法的最大优势就在于应用方便、不良反应小，不会像化疗那样，让患者出现太多的不适感。

目前，乳腺癌内分泌治疗已有多种可供选择的药物。其中他莫昔芬是临床应用时间最长、疗效最为肯定的内分泌治疗药物。美国早期乳腺癌研究与治疗组织曾报道，术后服用他莫昔芬5年，乳腺癌的10年复发率、死亡率分别下降了47%和46%，对侧乳腺癌发病率降低47%。

近年来，第三代芳香化酶抑制剂越来越受到重视。与他莫昔芬相比，三种芳香化酶抑制剂（阿那曲唑、来曲唑、依西美坦）具有明显生存优势，使他莫昔芬治疗的金标准地位受到挑战。但该类芳香化酶抑制剂因作用机制与他莫昔芬不同，所以只适用于绝经后的老年女性。

乳腺检查手段大盘点

　　乳腺检查的手段比较多，目前最常用的有三种，分别为乳腺临床查体、乳腺B超检查和乳腺钼靶检查。当然还有其他的检查手段，像乳腺核磁共振、乳腺CT检查、乳腺溢液涂片、乳管镜、乳腺穿刺检查等。

　　乳腺临床查体，也就是医生直接为患者进行乳房视诊和触诊。视诊主要观察乳房外形是否对称，乳头有无凹陷，乳房皮肤有无瘢痕、充血水肿、橘皮样外观，有无皮肤凹陷或隆起。触诊即通过触摸乳房，看乳房是否有肿块、压痛，乳头有无溢液，以及腋窝及锁骨上下区淋巴结是否有肿大。说到这里，许多女性肯定有所顾虑了。顾虑什么呢？顾虑检查乳腺的医生是男的，就诊时会很难为情，是吧？所以许多朋友直接选择进行B超和钼靶等影像学检查，而跳过医生查体。

　　其实临床查体是乳腺疾病检查的第一关，也是最重要的手段。它可以通过手指的触感分辨正常和异常组织的差别，为辅助检查提供检查的重点方向。一些有经验的医生，通过反复触诊，结合对患者病史的综合分析，甚至可以检出某些辅助检查，包括B超和钼靶都发现不了的早期病灶。所以我们对于医生查体，即便是男性医生，也不必感到难为情。

　　除了临床查体外，乳腺B超检查和乳腺钼靶检查也是很常用的。我们亚洲女性的乳房通常较为致密，乳腺B超检查的分辨率好，对发现乳腺内的微小病灶，尤其对囊性和实性肿瘤的鉴别是很有优势的。而且它是无创伤检查，价格也不贵，可以反复进行。而乳腺钼靶检查是国际认可的乳腺癌普查及随访中最常用的标准方法。乳腺钼靶检查具有分辨率高，重复性好，留取的图像可供前后对比等优点。它可以检测出医生触摸不到的乳腺肿块，尤其对于大乳房和脂肪型乳房，其诊断性可高达95%。乳腺钼靶检查对微小钙化尤为敏感，主要表现为结节影、毛刺征、沙粒样钙化和局部乳腺结构紊乱。它的开展对于乳腺癌的早期发现、降低乳腺癌死亡率的作用得到了国际上多数学者的认可。

世界卫生组织及美国癌症协会建议：正常女性，35～50岁应做一次乳腺钼靶检查，根据检查结果，决定其后乳腺钼靶检查的频率。50～74岁的女性，每年应做一次乳腺钼靶检查。我国女性的乳腺癌发病年龄较早，所以一般建议40岁以上需到医院乳腺专科进行乳腺钼靶常规检查，根据检查的结果，结合乳腺癌相关危险因素，再决定以后乳腺钼靶检查的频率。

不过，一些未完全发育或没结婚的、或没生过小宝宝的女性，乳腺是不宜接受大剂量射线的，因为射线本身也会致癌。对于比较年轻的女性，一是它的诊断贡献不大，因为腺体很厚，成像效果差；二是它有一定的损伤，所以我不建议每年都进行乳腺钼靶检查。年龄较大的女性腺体萎缩了，这时照相效果非常好，可以选择乳腺钼靶检查。

不过，这里我要提醒大家一个小问题，就是即便你做了乳腺B超或乳腺钼靶检查，做完后也要拿着检查结果去找你的临床医生，听听他给你的治疗建议。千万别拿过单子自己看一眼，啊，没事儿，乳腺增生或有个小囊肿什么的，就直接回家了；或者就直接问B超医生自己有没有事儿，一听B超医生说自己得的是小毛病，就真当自己没事儿了。这是千万要不得的！

我就遇到过这样一位病患，她一直认为自己是乳腺增生，而且她的乳房也的确有增生。半年前，她因为乳腺增生到一所大医院看病，临床医生当时给她开了个B超单子，让她去做超声检查。做完后，她拿了B超医生的报告一看：乳腺轻度增生。没事啊！然后就直接回家了。

回去后，她四处打听了一下，周围的朋友告诉她说，有一种药丸治乳腺增生效果不错，她就自己到药店买来吃。可是呢，药越吃这"增生"越重，吃了几个月也没好。半年后，她来到我这里。我一查，她的乳房里有个鸡蛋大小的肿块，硬硬的，和周围组织有粘连，是明显的癌肿啊。果然，经组织穿刺病理检查诊断为乳腺癌。

她对这个结果非常不理解，"我怎么就是乳腺癌了呢？我不是一直治疗着吗？医生不是说我是轻度增生吗？"

"哪个医生说的？"我问她。

"给我做B超的医生说的呀！"

"B超医生看到的只是影像学的一些改变，对于你的病情的判断和治疗，是临床医生的事儿！应该找给你看病的医生，听听他的建议。我相信，他一定会提醒你三个月复查的。"我当时因为着急，话也说得有点重。

"可我就是想不通，怎么就从乳腺增生到乳腺癌了呢！"住院期间，她天天和我讨论这个问题。

我跟她开玩笑说："妹妹，这事不能怪别人了。你这个问题主要就出在你的求知欲望太强了，都自学成才了，可这'才'成得有点歪啦！还有就是咱俩缘分浅，如果咱俩早点认识，我一定会告诉你查完B超后过来找我！"

其实这也说明一个问题，就是我们不要过度依赖一些医学仪器的检查。不论多么高级的检查仪器，它都只是个"仪器"，是一种辅助的检查设备。不论检查仪器给出什么样的检查结果，是好还是坏，我们都应该听听临床医生怎么说，或者会给你什么样的治疗建议。一看报告说自己的是小问题，就直接回家自己买药吃去了。可能偶尔你也能撞对，但更多的时候却是耽误病情。

还有一位病患，是位69岁的阿姨，也出现了这种情况。有一天，她拿着一张B超检查单来找我，说："大夫，我做了个B超，您给我看看，我这有事没事啊？"

我看了一眼，就把单子放在一旁了，然后对她说："阿姨，我得先给您检查一下，才能知道您到底有没有事。"

"为啥呀？这单子上不是写着吗？"

"阿姨，咱这B超检查虽然好，但它只是一种辅助检查。B超说没事，并不代表完全没事。B超的准确率只有75%左右，就是做得再好，也会有25%的不确定性。您怎么能确定自己就是那75%里的呢？"

"那……那我就再加个拍片，总行了吧？"

"您就是再加个拍片，准确率会提高一点，但也不能百分之百保险，我还是给您查查吧！"

"嗯……我不太想做检查，那要不就算了。"说完，她拿起B超单子走了，也没检查。

我这个人看病有个原则，就是不摸病人不开单。像这位阿姨这样，一进诊室就要求我给她开什么B超、核磁单子，我从不开单子；而且即使是别的医生开的单子，她做完了，拿着单子让我给出诊断结果，我没做过视诊和触诊，也不会下结论。只有先检查了病人，知道她的大概情况，我才能决定她是否有必要做某项检查，或者她的检查是否有问题。对于一些不必要或没有针对性的检查，做了又有什么意义呢？

没想到过了几天，她又兴冲冲地来了，手里又拿着一张单子。

"哎呀，大夫，我刚刚又拍了个片子，也没事！您看，我现在B超和拍片都没事，肯定就没事了吧？"

"到底还是拍片子啦？不过，我还是要坚持给您做一下检查。"我对她说。

"哎呀，这不用了吧？我B超做了，片子也拍了，都没事，您还要查个啥？"

我感到很奇怪，就问她说："阿姨，您为什么就不愿意让我给您做个检查呢？"

"这个……"她有些不好意思，"我们年纪大了，身上有汗味儿，这不是不好意思让您摸嘛！"

"嘿，阿姨，您放心，我是大夫，就是干这个的，不在乎汗味儿，而且我还就愿意闻汗味儿。来来来，我还是给您查查吧！"

我不由她分说，坚持给她做了检查。一摸，我对她说："阿姨，住院吧！"

"啊？"她当时惊讶得眼睛一下子就睁大了，似乎要看清我是不是在吓唬她，"住院？为什么要住院呀？"

"因为您的乳房里有一个肿块。您自己应该也摸到了吧？"

"是呀！就因为摸到这个肿块，我才来看的。可B超和拍片都没事，怎么到您这就有事儿呢？"

"阿姨呀，是这样的。其实您的B超和片子也不是说完全没事，我现在给您检查完了，再结合您的B超和片子，再来看看。您仔细瞧，肿块对应的片子上这个位置，组织的纹理很乱，但另一边就不乱。如果大夫仅仅看到这个片子，不结合您的查体情况，那是不容易发现问题的！"

我一边跟她说话，一边示意她来观察我面前放着的片子。她顺着我指给她看的地方仔细地瞧了一会儿，然后说："哟，还真是，这两边还真有点不一样！"

"阿姨，您的这个位置肯定是不正常的。您这肿块以前有吗？"

"以前没有啊！我以前也老摸。不瞒你说，我这个人心眼儿小，总怕有事儿。这不，最近还真摸到了！"

"这绝对有问题。以前没有，现在有了，这就是我们俗话说的'眼见为实'了，难道您还不愿意住院吗？"

住院手术后，病理确诊为浸润性导管癌。

有不少这样的患者，因为各种各样的原因，不愿意让医生检查，比如，怕医生是男的，觉得让男医生来检查乳房感到不好意思；或者怕自己年纪大，医生嫌弃自己身上有味道、不干净；或者认为机器检查更准确，也更方便。所以，来了就直接找医生开单子，去做B超或拍片，看到B超单子或片子上说没事，就直接回家了。

其实这是很危险的，很容易导致一些隐性疾病被忽略掉。我在这里还要再提醒朋友们一句，现在对于乳腺疾病的检查手段虽然很多，设备也很先进，但我们也不要过分相信设备而忽略了临床医生的作用。只有将设备检查的结果与临床医生检查的结果结合起来，才能知道我们是真的有事还是没事。

在进行乳腺的检查时，以上三种是最基础的。接下来说说乳腺核磁共振检查，它是近几年新兴起的一种乳腺癌检查手段，较乳腺B超和乳腺钼靶检查有更高的特异性，在鉴别乳腺良恶性肿块方面具有相当高的准确率。而且，它的一个重要作用就是评估乳腺癌的癌变范围，并能对病变进行三维定位，使得影像学的定位定性更加准确。但由于它的灵敏度较高，也会导致检查的假阳性率较高，而且检查费用比较昂贵，这也成为乳腺核磁共振检查的一个不足。目前，乳腺核磁共振检查主要应用于乳腺癌高危人群的筛查，对于临床和X线难以发现的隐匿性乳腺癌或微小病灶，核磁可以帮助寻找到原发病灶。

而乳腺CT检查、乳管镜检查等，通常医生都需要针对不同的人群，根据患者的具体情况等来决定进行哪项检查。因为这几项检查涉及的内容都比较复杂专业，在这里我就不做过多赘述了。

第四章

去医院，需要了解的那些事

如今一提到医院看病，几乎人人头痛。"看病难"的现象客观上确实存在。可大家知道吗？要想让看病变得更轻松，更多时候也需要大家自己的配合。做一个聪明的患者，提前了解一些去医院该做好的准备工作，其实可以为你省下不少时间甚至金钱。

去医院前要做哪些准备

如今一说到看病，估计人人头痛吧？就连我这个做医生的，有时自己的亲戚或朋友要来我们医院看病，我都感到犯难。"看病难"这个现象的确在我们国家存在着，这是个不争的事实。

我相信很多病友都有过这样的经历：到医院看病得先来排队挂号，可能早早地就要来排队，甚至为了挂到某个知名专家的号，前一天晚上就要在门诊的门口排队等着。第二天门诊大门一开，立刻拖着疲惫的身躯和困得发涩的眼睛冲入挂号窗口，生怕晚了自己挂不到专家号。

好不容易挂了个专家号，然后又在诊室门口耐心地等上几个小时。可进去后，知名专家可能只问了几句话，就把你打发出来，让你继续排队缴费做检查。有些检查自己明明之前已经做过了，可现在还要重新再做……

这种看病的痛苦经历肯定很多人都有过，也有很多人感到不满。这其中的因素当然很多，比如看病的人多，可专家人数很有限，而且每个专家每天可能只看几十个甚至只有十几个号。"僧多粥少"呀，你不早点出来排队，就挂不上号，看不上专家。大家不是都觉得专家看得好吗？要看专家号，自然是要付出一些代价的。

不过有一点我要提醒大家：既然排队挂号已经这么辛苦了，千万不能再因为自己的失误，给自己增加一些不必要的麻烦，让本来能顺利看完并能确诊的病，因为自己的疏忽而看不上，或者确诊不了。

我就经常遇见这样的病友，来医院就诊时因为准备不充分，或者粗心大意，该提前做的化验没做，本来该拿来的检查单也没拿来，最终不仅白白浪费了排队挂号、等待就诊的时间，还可能在一定程度上影响医生的诊疗。比如，有些病友第一次来我们医院看病，一来就直奔专家号。好不容易挂上了个专家号，来就诊了，可当专家一问他之前的检查、病历，什么都没有，只会口述："哎呀，我就觉得乳房疼痛""我感觉自己的乳房里有个肿瘤""我有点乳头溢液"……

事实上，光凭这些口述症状是难以一下子确诊疾病的，就算我可以先做一下视诊和触诊，有时要确诊还必须配合相关的检查才行。在需要检查的情况下，选择知名专家门诊或普通门诊的区别并不大，这时你倒不如改变一下自己一向坚持的就医习惯，先挂个普通门诊，让大夫给你开好各项检查单，你拿到检查单先去做检查，然后检查报告出来后，再去挂专家门诊，请专家好好给你诊断，这样就可以减少许多不必要的负担。所以我要提醒各位病患，不管您自己患了什么病，到医院前该做的准备都要提前做好，一来节省您自己的时间，二来也节省医生的时间。那么具体要做哪些准备呢？以我的就诊经验，给大家几点建议：

（1）带上您的身份证、就诊卡、医疗卡、银行卡等，这些便于您在医院内使用自助设备，节约时间。如果觉得自己可能需要住院，还要带上一些生活小物品，如水杯、毛巾等。一旦住院，当时就能办理，不必跑来跑去取东西，尤其是很多远道而来的病友。如果需要做妇科B超的，带个水杯喝水也方便。现在很多医疗机构都可以刷卡支付费用，带一张银行卡比带现金更方便、安全。

（2）带好您的病历，这也是最起码的一点。这倒不是为了节省那点买病历的钱，而是因为病历上往往有您过去的健康状况、就医情况、用药历史等，这些对于医生的诊断、用药、治疗方法等都具有非常重要的指导意义。尤其对于慢性病患者来说，这一点就显得更加重要。

（3）之前所做的相关检查报告单、影像学片子等，也都一并带过来。这样可以节约很多时间和金钱。又如有些慢性病患者来就诊时正在服药，那么服用哪些药物也要告知医生，这样医生在开药时才会进行恰当的调整和选择。如果您记不清药物的名字，就带着药物的外包装来，这样也能帮助大家降低许多不必要的服药风险。

（4）病患们对自己的健康状况最好也能有一个大致的了解，尤其是您所患疾病的相关知识。比如您患的是乳腺增生，那是什么原因导致的？在平时生活中应该做哪些保养帮助自己恢复健康？等等。如果是老患友了，最好能建立一份自己的健康档案，记录一下自己以前每次看病的时间、用药情况及效果等。这些在复诊时对医生采取正确的治疗方法有着极大的帮助。

俗话说，"任何时候都不打无准备的仗"。做任何事最好都事先有所准备，看病也不例外。您是不是经常会在走出诊室后才猛然想起："哎呀糟糕，我忘了问医生……"或是当医生询问您吃过什么药、做过什么检查时，往往是一问三不知。

为了避免这些情况的出现，大家在看病前不妨先列一张清单，把自己的症状、病史、曾做过的检查、服过的药及想问医生的问题写下来。另外，如果要做抽血化验、腹部B超、胃镜等检查，记得一定要空腹前来，以免改天再来浪费时间。

以上这几点我希望能给大家一些帮助，让大家每一次到医院就诊时都能有所收获，最好一次确诊病情。另外，我再给大家提供一个合理的就医流程，大家不妨也参考一下。

初次来就诊的患者：服务台（简单咨询寻找科室）→挂普通号→就诊（叙述病情接受检查）→检查并获得报告→带上检查结果，挂专家号，明确诊断。

慢性病患者复诊流程：带上慢性病病历（建议下午前来）→方便门诊→告知医生病情并取药。

急重症患者就诊流程：带上身份证或医保卡，直接走急诊绿色通道。

选对医院，选对医生

从医多年来，我经常会遇到来自全国各地的病患和家属，盲目地四处求医，打听到哪里的医院好就到哪里去，哪个医生知名度高就直接奔着去，结果因为缺乏科学正确的选择，花光了自己辛苦攒下来的积蓄不说，还可能耽误了治疗。

选对医院和选对医生，是我们成功就诊的第一步，也是对诊断结果和治疗效果影响最大的一步。作为患者，大家肯定都希望自己能到知名的大医院，找知名度高的专家看病，但事实上，并非医院越有名气、规模越大、病人越多就越好，也不是有个熟人在某个大医院您就能在那里得到最合适的诊断和治疗。因为每个医院各科室的水平都不尽相同，再有名气、规模再大的医院也有相对薄弱的科室，而有些小医院反而可能会有很强的优势科室和特色诊疗项目。所以，凡事不能一概而论，否则耽误的肯定是作为患者的您的及时诊疗和救治。

那到底该怎么选医院才是科学准确的呢？

首先，我认为这也是最基本的一点，就是一定要选择规范的医疗机构。如果您看到某医院在各种宣传媒体上大力宣扬对某些医学上公认的慢性疾病、疑难杂症等有特殊的疗效时，一定要保持警惕，最好是敬而远之，千万别揣上自己的全部家当立即奔去，以期望在那里看到所谓的"奇迹"发生。

医学是一门严谨、复杂的科学，许多医学上的难题，至少目前的医学水平还难以攻克。所以，大家千万不要看其承诺什么优惠、根治、彻底治愈等说辞，等到上当受骗就后悔莫及了。

既然这样，是不是生病了就必须要选三甲大医院、挂大专家的号来看病呢？我个人认为，临床上有90％的疾病都是常见病、多发病，疑难病大约只占10％。针对这种情况，一些常见病、多发病，如感冒、吃坏东西拉肚子等，三甲大医院与一些正规的小医院在治疗原则和方法上都是大同小异，有的甚至是标准化的，治疗效果也基本相同。在这种情况下，大家非要挤破头地到大医院抢专家号并没有太大的意义，既浪费自己的时间，还会多花费不必要的金钱。

但是，如果是急重症患者，病情紧急，就必须马上到距离最近的医疗水平较高的大医院急诊科就诊。比如，急性心肌梗死、昏迷不醒、持续高烧、大出血、严重外伤等，一定要毫不犹豫地送往最近的大医院。大医院技术力量较强，医疗设备先进，抢救药品齐全，可以及时有效地抢救患者。另外，了解患者病情的家属也应一同前往，患者服用的药物也应带到医院给医生作为参考。

选好了医院，还要选医生，这也是我们就诊最关键的一步。作为一名医生，我经常听到前来就诊的病患们这样说：

"我看到门诊楼墙上贴着的医生介绍上说您的专业水平高，我就挂您的号了。"

"我听我的一个熟人说您看得好，就来试试。"

"我听说您看病挺厉害的，其实我上次开的药还没用完呢，但我还是想再让您给瞧瞧。"

……

这些话语说明了什么问题？我是这样认为的：说明我们的患者在选择医生就诊时是抱着一种比较盲目的从众心理的。只要大家说好，那我也要去瞧瞧看，不管这个医生的专长是否是针对他的疾病。

现在选择医生的方法的确也很多。比如，在网站上查阅相关专业的知名教授；在每个大型医院的门诊楼里，还有本院名医的照片、简历，这其中包括这名医生毕业于哪个学校、什么学位、主攻方向是什么、做出过什么突出的科研课题、得过什么专业奖项等；还可以利用医院里的导诊台，那里会有工作人员为患者提供咨询服务。如果您有足够的耐心，您的问题问得足够多、足够到位，往往也能找出本院那个很不错又很适合您的医生。

只是今天不少患友对医生的判断仍有一部分要依赖于年龄、资历，或者是"名医""专家""教授"等头衔。对"年龄"或"白发"的依赖，可能源于过去一些老中医的形象中暗含着"经验"，水平看起来比较高一些，但对西医来说，年龄往往并不会成为主要的参考因素。"老专家""老教授"的号挂不到，选择一位中年医生，虽然挂号费便宜，却不代表他提供的医学服务质量会差很多。西医发展到现在，更多是以"循证医学"为主线，辅以个人的诊疗经验，以及对个体患者情况的把握等。而年轻的医生在获取外界医疗信息方面相对会更加积极，思维方法等也更具有创新性。

有的患者就问："你这句话的意思，是不是说明年轻的医生要比'老专家''老教授'看得好？"

并非如此。作为我本人，我是一名乳腺科医生，但同时我也可能是其他疾病的患者。我在为自己选择医生时，首先也会参照对方的学术成就、行政头衔等，但更重要的，我会选择既有医术又容易沟通的医生。如果两者实在不能兼备，那就选医术吧。我个人认为这是最理性的一种选择。

说到这里，有的病患又要问了："我当然也希望能选到一位医术高明的医生，可我又不了解他，怎么知道他的医术高不高啊？"

要了解一位医生的医术方法很多，最有效的方法就是多问问圈子里的人，或者多看几位医生比较一下就知道了。可惜的是，目前还没有现成的名单问世，只能靠我们患者自己去研究判断。这时，想方设法地多交几个医院工作的医生朋友或护士朋友是很有必要的，他们肯定能在一定程度上帮您了解某位医生更多的情况。

我有个朋友患了子宫肌瘤，要做手术，本来感觉腹腔镜就能解决，她就来问我该找谁看。我给她推荐了两位专家，结果她看完后告诉我，其中一位专家说她的肌瘤太大、位置长得也不好，使治疗很棘手，周围有血管和尿管，所以腹腔镜可能不行，需要开腹。

我一听，就帮她打听了一下同行的大夫，大家都说这位医生的手术风格就是细心，安全系数高，建议听她的。

我把这个情况告诉了朋友，她惊叹地说："唉，这里面的学问还真深奥！"

我问她："那你是愿意冒一次输尿管损伤的风险做腹腔镜呢，还是愿意做安全的开腹手术？既然你就想做一次手术，那就要尽可能地找到最适合你的医生。"手术的结果证实了大家的推荐是正确的。

任何一所医院，不论知名度多大，规模多大，医生的水平都一定是良莠不齐的。既然我们在生活中愿意花大量时间去研究各种车型，以决定最后买哪款车，或者能不辞劳苦地逛各种楼盘，以选择一个最适合自己的房子，那么我们也应该对自己的健康负责，多花点时间搜集信息，多找人咨询咨询，从而为自己找到一位最适合的好医生。

怎样与医生沟通和配合

　　到医院看病，与医生沟通和交流是避免不了的。以前，患者到医院看病往往都是听医生下命令，然后自己去执行；但现在我们都提倡与病患建立良好的协作关系，为病患提供优质的医疗服务，同时也倡导病患积极与医生沟通和配合。作为病患，大家不要以为"医"就是医生的事，其实它也是您自己的事。作为医生，我们的确应该为病患提供温情和关怀；但病患在要求医生这样做时，自己是不是也需要做些什么呢？

　　在临床多年的工作当中，我个人觉得，我所接诊的病患不论患的什么病，病况如何，我们彼此之间的沟通和配合都是促成我成功诊疗的要诀。但是，说实话这个过程却是比较艰难的。现实中只要我们稍稍注意一下就会发现，在医生与患者的关系中，似乎无时无刻不在面临着沟通的难题和困境。

　　在这点上，心理学家似乎要远比临床医生做得出色。我自己也研究一些心理方面的知识。有一次，我与一位心理咨询师朋友聊天时就问他："你说，为什么电影或小说中的心理医生好多到最后都疯了呢？"

　　他想了一下，回答我说："真正的心理医生在咨询时，最重要的就是同理心。你要先了解患者的苦恼，然后才能让患者理解并接受你提供给他的办法。这种有效的沟通非常重要。但是，心理医生的这种同理心的职业要求也容易让自己进入到精神疾患患者的语境当中。所以，一个心理医生不能不停歇地接诊患者，否则他自己就会变成心理疾病患者。而且，他还需要运用一些手段来纠正自己，让自己远离心理疾病。要不然，就会像你说的，他自己最后也会疯掉。"

我们许多患者每天都在要求医院和医生能为他们提供好的医疗服务，但事实上，好的医疗服务就是患者与医生之间的沟通与协作关系。医生首先应该是个沟通大师，而患者也要让自己掌握一些与医生沟通的技巧，力求与你的医生站在同一条战线上。那些怨恨、牢骚、愤懑……所有对医生的不满，以及发泄在医生身上的负面情绪，最终可能没有一样能够帮到你。归根结底，大家到医院看病不就是为了消灭掉自己身上的疾病，从医生那里获得尽可能大的帮助吗？难道还有人去医院就是为了与医生吵架才花钱看病的吗？

现在，我们每位出诊的医生每天都要接诊大量的患者，但出诊时间却十分有限。这样一来，平均分配给每位患者看病的时间就很短。以我为例，按照规定，我的门诊每次只挂20个号，可由于患者太多，我几乎每次都要加到四十多个号。虽然我被病患们戏称为"看病最慢的大夫"但我给每个患者的时间也只有5～10分钟，在这短短的几分钟时间里，我不但要了解患者的病情，给出最佳的治疗方案，还要安慰患者。遇到犯迷糊的患者，沟通起来真的很吃力。因为你问一些与她的疾病相关的问题，她可能一个都回答不上来，不得不说，这很让人"捉急"！

在这种情况下，如果患者能够提前做一些准备功课，可以在有限的时间里准确地表述自己的症状，这不仅对患者本人来说很重要，还能帮助医生从获得的第一手资料中进行分析，并尽快做出正确的诊断。这是医患之间的一种非常有效的沟通与配合，也是一种彼此对话而非对抗的比较令人满意的医患关系。

那么，站在医生的角度，我们希望患者应提前做好哪些准备功课呢？

首先，告诉医生你是什么时候发病的，症状出现在身体的哪个部位，比如来我这里就诊时，可以告诉我，您感觉胸部疼痛，那么是左侧还是右侧，是刺痛还是胀痛，有无乳头溢液、是否触到肿块等等。疼痛的部位、方式不同，诊断的结果自然也不同。因为同一种症状也可能是不同疾病的表现，像胸部疼痛，若是右侧疼痛，我们就可以认为是乳房疼痛，是某些乳腺疾病在作祟；但若是左侧疼痛，我们还要排除心脏方面的疾病，如心绞痛等。

其次，说清楚症状持续的时间，在家是否自行用过药，做过哪些处理等，并告诉医生过去是否有其他病史，现在是否正在进行某些治疗；是否正准备怀孕或正在孕期，以及月经状况和周期等。有过敏性体质的患者，还要务必说出你的过敏史。如果你已在其他医院做过一些检查，应主动向医生出示这些资料，以免重复一些化验或特殊检查。这些都可能成为医生做诊断时参考的重要信息。

比如，我曾经接待过一位病患，在别的医院检查时发现她患有乳腺纤维腺瘤。后来她来找我，但完全不提前一次看病的事，而是想以此来判断我和上次给她看病的医生是否"口径一致"。

我不了解她之前的就诊情况啊，所以又重新问她的病史，重新让她做了查体、B超、钼靶检查等。结果全部检查做完后，她花了不少钱，还耽误了好几天的时间，最终诊断仍为乳腺纤维腺瘤。

直到这时，她才告诉我说，她之前已经在别的医院把这些检查全做过了。我当时很惊讶，就问她："那您为什么不跟我说呢？把那些检查单直接拿给我看也行呀，这样您能省去很多重复的检查！"

她特平静地说："我就是想看看两个医院的检查结果是不是一样。"

其实她大可不必这样做，虽然这不会让我损失什么，可对她来说却是既浪费时间又浪费金钱，更严重的是伤害了身体健康。她上一次就诊的也是一家比较大型的正规医院，如果直接把上次的检查结果带给我，一来她完全可以避免许多重复的检查，二来即使我让她重新检查，如果两次检查的结果不同，我也能够尽快从中了解她的病情变化。而她因为没有向我出示这些检查报告单，结果让我们做了许多"画蛇添足"的工作，短期内重复拍片让她摄入了不必要的放射线。

还有一点很重要，就是必须告诉医生真相。有很多前来就诊的患者不愿意把一些真相告诉医生，主要是可能担心这些真相会给他们带来一些困窘和不安吧！

　　比如，我们这里妇产科的一位医生有一次吃饭时跟我聊天，就说起了一件事。她说："我们昨天有一位患者来做人流，她跟我们说自己是第一次做人流，所以并没有引起我们的特别关注。结果在手术过程中，我们发现她的子宫非常软，差点就导致子宫穿孔。后来再追问她，她才说了实话，原来这已经是她第四次做人流了。你说这多危险啊！"

　　为了患者朋友们的安全，我希望朋友们来就诊时能够对医生说实话。医生不会向外人泄露你的病情，更不会有别的什么想法。在治疗过程中，假若患者能如实地反映病情变化、提供既往的临床资料，医生就能及时、准确地制订和调整治疗方案，更有利于患者的治疗。

　　而对于患者来说，我们也希望大家在就诊后能够明白自己的病症。在结束看病前，大家至少能弄清楚下面几个问题：

　　（1）我得了什么病？病因是什么？

　　（2）为什么要这样治疗？

　　（3）这种治疗方式需要多久？

　　（4）怎样才能知道药物有没有效？有没有副作用？

　　（5）治疗效果不好怎么办？

　　（6）还有其他可行的治疗方法吗？

　　（7）生活中我需要注意什么？

　　向医生询问病情并不是什么不可以的事。比如，如果您害怕某种检查，对身体某些部位的检查感到害羞，就直接告诉医生；如果在检查过程中感到不舒服，也要及时让医生知道。如果为您诊治的医生说了让您感到疑惑的话，与其自己回家后胡思乱想，不如直接问清楚，这可比您闭口不问、回家胡乱猜测徒增心病强得多，我们临床上这样的例子可是屡见不鲜呀！

　　总之，大家不要觉得出现在门诊室的几分钟就像您平时吃饭聊天时那稀松平常的几分钟一样。一个聪明的患者，一定会利用好这点宝贵的时间，尽可能与医生沟通配合，解决自己的健康问题。

做个聪明的患者

挂号排队，看病排队，化验排队，住院还排队，到大医院就医往往就是排不完的队。不管您是一位多么明白的人，一进医院都可能会摸不着头脑，甚至会有一种进了"迷宫"的感觉。

每次来我这里就诊的患者，我都会告诉她们，从我这里出去后，先去哪里交费，然后到哪里做检查，接着到哪里拿结果，最后再拿着结果来我这里……总之吧，我会尽量向她们交代得清楚一些，免得她们出门后四处找交费的地方、找化验的地方，白白浪费很多时间。

不少患者都觉得，到医院看病，站在医生面前，自己就是"弱势群体"，因为面对门诊的混乱、医生的忙碌，大家常常感到无所适从。而在我看来，作为医患关系中的"另一半"，大家完全可以做一个聪明的患者，学到与医生打交道的"潜规则"，这样往往可以达到事半功倍的效果。

比如说，当您感到自己出现一些不适症状后，应首先通过各种途径，例如网络、医学书籍、懂医的朋友等，对自己病情的就诊流程做个大致的了解，然后再选择该去就诊的医院、科室和医生。在我们给患者看病的过程中，我们也很愿意与有一定医学常识的患者进行交流。这样交流起来，医生对患者病情的了解也会更全面，诊断起来也能更快、更准确。

有一次，我接诊了一位患者，是一位六十多岁的阿姨。她一进来，就把一张写了问题的纸放在我面前。我很奇怪，就开玩笑问她说："阿姨，您这看病还要带着演说报告来呀？"

她一下子笑了，说："咳，我也经常在医院出出入入的，有时看你们医生看病特别忙，我就想给你们省点时间，但又怕自己忘了说什么关键问题，所以我就在来医院的前一天晚上列出几条要跟你们说的事情。这样写在纸上，一是怕自己忘事儿，二是希望能尽量少地占用你们的时间。"

我当时听了这位阿姨的话，特别感动，真的！如果我们的每一位病患都能想到、做到这些，那么作为医生的我们，每天也就可以用节省下来的时间为更多的病患看病，同时也能让病患更加详细地了解自己的病情。

当然了，这也只是作为医生的我的一点期望而已。让患者全都做到像这位阿姨一样，我想可能还是需要一些时日的，短时期内应该不太现实。但我仍然建议患者在就诊时有问题就问出来，千万别心中有许多疑问，嘴上却一个也不敢说。有疑问就提，绝大部分医生都是很愿意回答病友的问题，愿意和病友真诚交流的；如果任您怎么问，他都不回答，那么他就是个不太值得信任的医生，建议您及早另换大夫。

说到这里，我想到了我的一位"刺头"病患。为什么要称她"刺头"呢？等我讲完这个故事您就明白了。

她是一位四十岁出头的病患，患的是乳腺癌Ⅲ期，在我这里就诊的，也是在我们医院做的手术。第一次来门诊看病时，她的问题就特别多，而且她的病情也的确可以让她问出很多问题。对于她的提问，我都一一给了回答，她比较满意，最终也决定在我们这里住院。

可是，在住进病房的那天，我在查房时，发现她手里正捧着一本名为《别让医生杀了你》的书看得津津有味。当时病房里的其他病患都在读一些有关乳腺疾病知识的小册子，她手里却捧着这样一本书，着实让我很好奇，甚至内心还有那么一点点的惊惧！

于是，我就走过去跟她聊天。我问她说："您看大家都在学习乳腺疾病知识，您为什么看这本书呢？"

她"诡异"地笑了一下，反问我说："王主任，您是不是觉得我对你们不够信任？"

"那倒不是。我就是好奇，这本书我没有仔细看过，就是看到书名感到浑身起鸡皮疙瘩呀，难道真的怕我们杀了您？"我开玩笑地说。

"哈哈，王主任您多心了。我就是第一次住院，而且您看我的病情又比较重，我总要了解一下医疗这一行的真实情况吧！从各个方面，我希望自己好的坏的都了解了解，然后我才知道怎样防患于未然。"

随后，她就又给我提出来一箩筐的问题。比如，我给她选择的治疗方案为什么是先化疗后手术；如果先手术再做化疗，效果会怎样等等。

此后在化疗直至手术期间，每次我查房时，她都要准备起码两三个问题笑嘻嘻地跟我提问，有时小护士们都感到很不理解，"她怎么那么多事儿呀！"不仅如此，她还找来医学院乳腺学科课本，来来回回读了几遍，详细地了解了她所患疾病的治疗方法及目前国际的最新进展。有时她还要给我讲一两个这方面的趣闻和故事，有些我甚至都没听过。

最后出院时，她笑着问我说："王主任，您说我现在对这种病的了解是不是已经相当于一个医专学生的水平了？"

我不得不佩服地点点头，告诉她说："你的水平岂止医专呀，有些本科的大学生都不一定能比你钻研得深入了！"

这看起来好像是个"刺头"患者，但却是个很聪明的患者。在治疗过程中，她一直强势但友好地为自己争取最好的医疗，力图与我们保持着平等的关系，力图将自己放在能与我们对话而不是对抗或屈从的位置。最后，她也赢得我们的注意，带着健康回了家。不但如此，她还和我们乳腺科的几个医生成了朋友，此后每次来复查，只要往门诊门口一站，嘿，大家都会像看到老朋友一样热情地和她打招呼，问长问短。

医生和患者永远都是势不两立的敌我双方吗？我认为并非如此。只要我们彼此能够坦率和真诚，我们也会像两个普通人一样，成为朋友，成为一对共同对抗病魔的战友。

除了会向医生提问外，聪明的患者还懂得如何向医生陈述自己的病情。有些时候，我们医生在为患者诊治疾病，特别是一些疑难重症时，特像开车行驶在一条陌生的道路上，一开始谁都不知道这条路是不是正确的道路，等路标一个一个地出现，指示标越来越多后，才会越来越明确和坚定："对，就是这条路！"

患者对自己病情的描述就像是一个个路标，描述得越清楚明白，就越能帮助医生尽快下判断。可我们有些患者却故意跟我们"捉迷藏"，就诊时隐瞒实情，故意考验医生，想看看这个医生的能力如何。实际上，这里存在着很大的认识误区。医生其实扮演着帮患者搜集整理归纳总结临床资料的角色，您不愿意主动提供资料，医生从哪里获得信息呢？除了我们肉眼能看到的、双手能摸到的之外，接着肯定就要请您去做检查了。做检查浪费的时间和金钱可都是咱们病患自己的呀！我希望患者朋友们不要再跟医生做这种"捉迷藏"的游戏了。

医生希望患者是聪明的，但有些患者过于"聪明"，甚至有些自以为是。比如，有的患者一进到诊室就开始指挥医生，"大夫，你给我开个什么检查。""大夫，我要开个什么什么药，你现在就给我开一下。"……遇到这种情况，我往往都会礼貌地回绝她们。在我看来，如果没有亲自为患者做过检查，我是不会随便给她们开其他检查单和开药的，否则是一种对患者不负责的态度。因为从专业知识来讲，绝大多数患者与医生相比都是贫乏的。有这种"指挥"习惯的患者，且不说您是否尊重了为您诊治的医生，您的要求未必对您有益。可有些患者却偏偏不领情，认为医生不通融。其实大笔一挥给患者开个检查单、开个药，医生个人并不会损失什么，可是开了不该做的检查，会给患者带来一定的损失，甚至延误患者的病情，这才是一个有责任心的医生最不愿意看到的。

总之，我们希望患者在准备到医院就诊前多想想，看自己有哪些问题是不明白的，是准备向医生发问的；在就诊时，多问问，对自己的病情多一些了解；在就诊后，不论您的病情是轻是重，都要多了解一些与疾病相关的信息。一个聪明的患者，对疾病的了解并不是只靠医生几分钟的诊治就能普及完成的，而是应自己不断积累、主动学习。这样，才能更有头脑、更有力量与医生一起应对您的疾病，让自己尽快恢复健康。

越新越贵的设备和药物就越好吗

临床上发现，我们的许多患者不理解各项检查和用药的目的性，盲目地追求高、精、尖的设备，以及新药、贵药、进口药等。其实这是个很大的误区。

在设备方面，我们现在的许多乳腺检测设备的确是很先进的，比如B超、钼靶射线、核磁共振等。像B超可以清晰地显示乳腺和乳腺周围组织的解剖结构，能够准确地鉴别肿块是囊性还是实性的，甚至可以发现直径0.2厘米的微小结节；钼靶射线可以发现有沙砾样钙化的早期乳腺癌；核磁对鉴别良性或恶性肿瘤方面也有相当高的准确率。这些，都可以帮助患者更加明确地了解自己的病情。因此，很多患者来了后，就直接说："大夫，你给我做个能确诊的检查吧，不用考虑钱，用最新、最先进的设备！"

每当这个时候，我都会很耐心地给她们解释：不论多贵、多新、多先进的设备，它都叫"设备"。只要是"设备"，就肯定有它不完善的地方。而且，每一种设备检查针对的患者人群也是不一样的，有的患者可能做个最简单省钱的B超就能查出问题，有的可能用最贵最先进的设备也不一定能查出真正的问题。所以，不一定最贵、最先进的检查设备就是最好的，只有最适合你的疾病的检查设备才是最好的。说到这里，我想起了我的一位病患。这天，我的门诊进来一位病患。一进门，她就大声地跟我说："大夫呀，我怀疑我的乳房有点问题，你们这有什么比较好的检查方法没？"

　　我一看，是一位五十岁左右的女性，浑身上下珠光宝气，看起来很有经济实力。

　　我微笑着问道："请问您是有什么问题呢？我先给您查查，看您需要做些什么检查。"

　　"哎呀，不用，你就给我开个检查单，用最好的设备检查。没事儿，我不怕花钱，只要效果好就行！你最好就一次性给我直奔主题，我是个生意人，没那么多闲工夫跑来跑去的！我听说你们医院有一种派特CT效果挺好，或者你给我弄个核磁也行。大夫你说，这两种哪个更好呀？"

　　"大姐呀，我知道您经济条件不错，但谁挣钱都不容易，不能随便浪费对不对？这样，您先告诉我，您感觉乳房有什么问题？"

　　"我呀，就是有点乳头流血。"

　　我一听这症状就笑了，说："真不巧，大姐，您刚才说的这两种检查虽然贵，但还真不适合您。您应该做乳管镜检查，这才是针对您这种状况的检查。"

　　最后，我给她做了个检查，发现她的乳头和乳晕区附近能触及一些小肿块，挤压时乳头有血性液体溢出。我说："您这个应该是乳管内乳头状瘤，我给您开个乳管镜检查单，您去做一下。不需要做什么派特CT、核磁的，不适合您，而且滥做射线检查反而容易致癌，省下钱您去旅游多好啊！"

　　其实这位大姐的想法可能也是很多患者的想法，就认为医院里最好、最贵、最先进的设备检测效果才好，才能一步到位地检查出自己患的什么病。事实并不是这样的。只有通过临床医生的检查，明确患者的问题，才能有针对性地选择检查。

　　对于药物的选择也一样，并不一定最新、最贵的药就是好药。不少患者迷信于新药、贵药、进口药，认为这样的药效果才更好，所以尽管很多新药的价格比较昂贵，患者仍然愿意掏腰包多花钱购买。殊不知，这样做的结果可能就是多花钱还治不好病。

　　事实上，不管新药老药，能治好病的就是好药。比如治疗浸润性乳腺癌的内分泌疗法，就是一种花费相对比较便宜的疗法。我们前面说过，许多乳腺癌都是与人体内的雌激素水平有关，雌激素过多就会刺激肿瘤的生长，而内分泌疗法就是通过调控人体内雌激素水平和降低雌激素作用而达到抑制激素敏感型乳腺癌细胞生长的一种治疗方法。

这种疗法首先是疗效明确，应用方便，与化学疗法相比不良反应较轻，患者的生活质量明显提高，不会出现脱发、强烈的胃肠道反应等，用药后也没有白细胞及血小板减少症状，而且价格与化疗相比那就低得太多了，这种方法实在是称得上"物美价廉"的方法。应用这种方法进行治疗，患者可以不用住院，开点药回家吃，并定期过来复查就行了。

不过，有些患者和家属对这种疗法就提出了质疑："哎呀，你看我们这病得这么重，怎么能光靠吃药不用住院呢？是不是你们根本就治不了呀？"或者"我们这花的是公家的钱，能全额报销，你就让我住院治，而且要给我用最好的药！"

在这些病友看来，只有输液挂瓶子、化疗，才算是真正的抗癌治疗。即使大把大把地掉头发，忍受着难以控制的恶心呕吐、严重的发热感染、白细胞及血小板下降，也在所不惜。至于内分泌治疗，每天只是吃上一片药，太简单、太轻松了，人们反而不敢相信它的疗效。

事实与他们所想的正好相反，采用内分泌治疗有效的病患，其缓解期要比化疗有效的病患明显延长，甚至可长达数年，保持着很好的疗效。

有一次，我们的乳腺癌病患联谊会"汝康沙龙"举行活动，我让家属和病患互相对自己亲密的人写上一句话。有一对厮守了四十多年的老夫妻，老太太得了局部晚期乳腺癌，老伴每个月只有2000元的养老金，治病对这个家庭来说非常困难。幸运的是老太太适合内分泌治疗，老伴的养老金加上子女的资助，老人接受了全程的内分泌辅助治疗。10年过去了，夫妇俩仍然幸福地携手相伴。

我采访他："叔叔，您有什么对阿姨说的吗？"

他说："我这个人也不太会讲什么，我就是想着老伴跟了我一辈子，没享什么福，我一定要对她好一点，所以你们一定要给我老伴用最贵、最好的药,我就是借钱也要给她好好治病。"

然后,他把自己对老伴说的话写在纸条上。这个纸条由我来读。我在读他对老伴的这句话时,特别的感动。他在纸条上就写了这样一句话:"老伴,我舍不得你走。"

虽然只有短短几个字,但却特别有分量。确实是的,之所以我们的很多乳腺癌病患治疗效果特别好,与这些家属的大力支持是分不开的。

不过当时我拉着这位大叔的手,对他说:"您说得真好!不过有一点我要给您纠正一下。"

他一听,显得很紧张,以为自己说错什么话了。

我笑着说:"没事儿,您别紧张。我要给您纠正的就是,最贵的药不一定是最好的药,只有最适合阿姨的药才是最好的药。阿姨所用的进入医保、价格不贵的内分泌治疗药物效果就很好,不但花不了太多钱,还能延长寿命。"

没必要做的检查,多么先进也不做;不该用的药,多新、多贵也不开,这是我一直坚守的底线,也是我给患者朋友所提的一点建议。在医院里,经常会有一些医药代表来我这里推销药品。我就问:"你这个药有什么特点?"对方的回答如果是"价格贵,提成高",我立刻拒绝这个药。不少医药代表对此很不解,就问我:"难道你愿意用便宜药?"我说:"你说对了。这里每一位患者都是我的朋友。给朋友治病,我肯定不能用最贵的药!"

目前,我国乳腺癌的治疗已经有了长足的进展。手术、化疗、内分泌治疗、放疗和分子靶向治疗已成为乳腺癌确有疗效的五大治疗手段。但是,乳腺癌综合治疗并非项目越多越好,用药越多越好、越贵越好、越新越好,而应根据患者的具体情况,如病期的早晚、转移部位、年龄大小、是否绝经、受体是否阳性、以往治疗及效果等,经充分论证后,科学合理地安排个体化的规范治疗,这样才能最大限度地减少复发转移,提高生存率,改善生活质量。

医患互信是治疗成功的保证

有一天，我正在门诊出诊，接到病房医生打来的电话："主任，您快过来看看吧，14号病床的患者非要马上做手术不可。我劝了她半天，她都不听，说再不给她做手术，她就去告咱们，说咱们骗她的钱！"

14号病床的这位病患是一位76岁的老人家，是个乳腺癌患者，也是当时我的病房里有名的"刺头"。她之前曾在别的医院看过病，说她就是有点乳腺增生，吃点药就没事儿了。可她吃了一段时间药后不但没管用，"增生"反而更重，就来我这看了。我一看，已经是乳腺癌了，就让她马上住院治疗，可她对诊断将信将疑，对医生不够信任，总对自己的增生突然变成癌症耿耿于怀。病理确诊后，她终于接受了癌症的诊断，又要求马上手术。

可是，她当时肺部合并感染，不能马上手术，必须先治疗肺炎。但这位老人家很固执，满腹怨言，总认为我们是在骗她多花钱。这不，又闹腾上了。

出完门诊后，我急忙赶到病房。刚走到病房办公室，一个正在病房门口遛弯的病患就朝我走过来，悄悄跟我说："王主任，您快让那老太太出院吧，太折腾人了！她根本就不相信医生！"

我笑着说："这位大妈的经历比较特殊，对医院有些误解也是正常的。她现在是属于患病后的特别心理反应，既担心花钱多，又对自己的病感到恐惧。放心吧，不会有事的。"

我很快来到冯大妈所在的病房。老人家刚睡醒，正坐在病床上喝牛奶。一看到我，她立刻放下手中的牛奶，大声说道："王大夫是吧？你到底什么时候给我做手术？再不给我做，我就出院了！这天天在医院白花钱，也不管治病，不是骗人吗？"

老人家的心思我是知道的，也是理解的，所以我不急不慌地再次跟她解释道："您老人家不是一直咳嗽吗？我跟您说过了，您这是右肺有感染，这种情况是不能给您做手术的。"

"我这咳嗽都二十多年了，之前也做过别的手术啊，也没死！"

"那时您四十多岁，现在快三十年过去了，您身体状况不一样了呀！"

"别废话，你就说做不做吧？"嘿，这还将我的军了！

"要不这样吧，大妈，咱娘俩现在就手拉手去手术室，看看人家放不放咱进去，好不好？但是我想啊，咱俩肯定得被手术室轰出来！把一个不该做手术的老人家给麻醉死了，人家才不干呢！"

老人家一听，没招了，又接着拿病房说事："你们这屋子怎么这么乱呀？这让人一天都待不下去！"

我一听，立即接口道："大妈，您这个意见提得太好了！从今天开始，您就是咱这个室的室长，我授权您管理这个房间。病患们，大家都要听大妈的话啊，以后大家就归大妈领导啦！"

话音一落，病房里的其他病友都乐了，大妈也跟着笑了起来。

随着治疗的一步步进行，大妈终于顺利地完成了手术，她的态度也有了转变。出院那天，她紧紧拉着我的手说："你是个好医生。过去我对医院有抵触情绪，不信医院，不信医生，现在我信啦！"

患者是一个有机的整体，有些困难和情绪完全是思想上的。这些困难常常表现在很多方面，比如，有些患者对自己的身体状况一无所知，或者她根本也不打算知道，医生说什么她听不懂，也不相信，完全无法主观能动地参与到自身疾病的治疗过程当中，也没有办法很好地与医生交流，更别说与医生一起制订什么适合自己的治疗方案了。

但这并不是最重要的，即使不懂，只要她能相信医生，把自己交给医生，那么也还可以。可有些患者又因为对医学知识一知半解，或之前对医院和医生有过什么误解，或一时间无法认清自己疾病的严重性或复杂性，始终不能与医生达成默契，也不愿意对医生制订的治疗方案给予全方位的配合。这些都是我们从医过程中经常遇到的现象。

在这种情况下，我们不应该马上就怪患者"不懂事"，对患者有一种"敬而远之"的态度。其实患者也并非存心跟我们过不去，她就是焦虑，健康知识的欠缺让她感觉自己从一个完全能够掌控生活的成熟社会人突然变成了一个对自己的健康状况一无所知的人，这会让她产生极大的失控感和不安全感。所以，患者进入医院后产生焦虑和恐惧是再正常不过的了。

在这种情况下，我们要做得很简单，就是变"医患关系"为"医友关系"，变"单纯施治"为"爱伤治疗"。要先弄清楚患者最想知道的是什么，同情和理解患者，并且善于倾听患者的倾诉，甚至是对医务人员感到不满的倾诉。同时，我们还要客观详细地把与患者有关的各项检查的结果和意义、病情诊断、治疗方法及潜在的副作用、风险告诉患者，要让她知道我们为什么要这样治疗，这样的治疗会带来哪些获益等等。

告诉完患者的病情、诊断和治疗方法就完事了吗？当然不是。当患者得知自己的病情并不乐观时，她肯定会感到紧张、恐惧、焦虑，我们要做的，还要给予患者安慰、鼓励等积极的心理支持。通过像朋友之间的这种交流，就是为了让患者理解，我们的治疗会让她的健康状况比之前更好。在整个过程中，我们要做的就是让患者能够信任我们，相信我们愿意并且有能力帮助她。患者有了信赖和安全感后，一切纠结和不满自然也会迎刃而解了。

客观地说，现在许多医生与患者之间的关系都变得很对立，"医闹"现象也越来越多。这种看似"斗智斗勇"的博弈，结果却往往没有一个是赢家。我们不能说这种对立是完全没有道理的，但至少有很大一部分对立是可以化解的。

说句实话，我们当医生的累一点都不要紧，最怕的是患者不相信我们。

有些患者来我这里就诊时，家属对我给开的处方是横看一遍竖看一遍，生怕我乱开药、乱作检查……

我就曾碰到过这样一件事。有一次，一名患者因为胸部疼痛来就诊，我给她检查了一下，发现她的乳房并没有什么问题，就让她去做个心电图。

这位患者一听，立刻变得恼火起来："我是乳房痛，你让我去做心电图？你这不是存心宰我吗？"

我跟她解释说："我给您仔细检查了，您的乳房并没有问题。但您是左侧胸部疼痛，我怀疑这可能跟您的心脏有关，所以建议您做个心电图比较好。"

"我又没有心脏病，做什么心电图啊！你不会看病就直说，还找这种理由打发我去花钱做什么心电图，明显就是想拿检查费的提成吧？"

听了她的话，我当时很无语。但作为医生，我不能指望患者必须能理解我的建议，只能是耐心地跟她解释，让她尽量相信我的判断。

我说："乳房疼痛的原因很多，除了乳房疾病本身的原因外，还有可能是身体其他原因导致的疼痛。我现在认真地给您检查了乳房，它没有问题。但由于您的疼痛部位在左胸部，而心脏方面的一些疾病导致的疼痛也会在左胸部出现，所以我才提出这个建议。而且，我们是公立医院，您是否做心电图跟我的收入多少毫无关系。"

听了我的话，她才半信半疑地去做心电图了，果然诊断了冠心病，幸亏发现得及时。

有人说，医患关系恶化的根源在于患者的医疗负担过重。一旦得了重病大病，不少人简直就是倾家荡产，最终的医疗结果还未必如意，因此也容易引发冲突。

患者的这种难处，作为医生的我是完全能够理解的。但医疗负担过重不是医生个人造成的，是体制机制的问题，这个确实不能怪我们医生。而且我们许多医生在为患者提供最好的服务的同时，也一直努力地帮助患者尽量节省费用。

例如，病患们在我的科室住院，我们遵循的科训是"快捷高效、质优价廉"，各种检查流程全面优化，还开通了院外远程医疗指导和家庭病房，大大缩短了患者的住院天数，降低了医疗费用。

医疗服务是一门艺术，医生与患者之间本来就是相依相存的，也应该是相亲相敬的。尊重患者的人格，关注患者的心理需要，用"心"为患者看病，注重治疗过程的透明，让患者从内心信任你，愿意将自己的生命健康交给你。这种和谐的医患关系与那种对立、对抗性质的医患关系简直无法比拟！同时，这也是我们与病友们一起战胜疾病、治疗成功的有效保证。

医生不是"救世主"

从古至今，医生可能都是一个让人羡慕的职业。人们常常给医生冠以崇高的称谓——"白衣天使"，并给医生的职业赋予了"救死扶伤"的美誉。这种神话般的赞誉，也把我们医生由一个平常人变成了"救世主"。

事实上，我们既不是"天使"，也不是"救世主"，我们就是一群帮助患者减轻痛苦、延长患者生命、提高患者生活质量的普通人。

作为一种职业，医生需要经过5～8年甚至更长时间的学习培训，掌握人体本身的特点，了解发生各种疾病的原因及诊断治疗的方法，还要经过长期的临床实践，积累大量的医疗经验。但是，无论一个医生学习时多么努力，临床上多么出色，但他仍然也有医不好的病，仍然有抢救不过来的生命，也仍然可能会有误诊、会有出错的时候。这是任何一个医生都避免不了的。医生首先是个普通人，其次才是一名医生，他不是神。既然是人，就会遵循生、老、病、死这个自然规律。如果我们的患者，或者我们自己，真的将医生当成了"救世主"，那恐怕就是医患矛盾的开始了。

我曾接诊过一位患者，一位年轻的女孩子，刚刚二十岁出头，就患上了乳腺癌。让人怜惜的是，她自幼就失去母亲，跟着父亲一起长大。结果刚刚参加工作，又被确诊得了乳腺癌，她的父亲为此愁白了头发。

这是个非常坚强、非常可爱的女孩。她怕父亲担心，在人前总是笑盈盈的，可背人时总是默默地流眼泪。我意识到了，她这是在用表面的坚强掩饰着内心的无助和绝望，所以我决定帮助她，和她一起对抗病魔。

我认她作了我的干女儿。每天查房时，我都会拉着她的小手，和她聊会儿天，鼓励她、赞扬她，并给她一个亲切的拥抱，还特意安排了两位乐观的病友和她一起住，安排同龄的护士陪她聊天，鼓励她克服困难，希望能和她一起创造奇迹，虽然我知道她的病情很不乐观。

为了挽救这个年轻女孩的生命，我真的是想尽了各种办法，请外院的专家为她会诊，还给她联系了另外一家在治疗晚期肿瘤方面颇有经验的医院，那里的教授是我的老师，大家都希望通过努力能够让奇迹发生。

可是，这个年轻的女孩最终还是离开了我们。那一刻，我深刻地体会到了自己作为一名医生的无力与无助。这是个我很不愿意提起的病例，每每提起她，我的内心都会感到非常难过和惋惜。

大家都熟悉的《格林童话》中，有一则关于医生的童话。其中写到，在患者性命攸关的时刻，医生可以欺骗死亡——将患者的床头调转方向，死亡就会远离患者，不再纠缠患者。我真希望当时的自己就是这个能够欺骗死亡的医生，能够让死亡不再纠缠我的这名年轻可爱的病患，让她能活下来，继续享受属于她的美好人生。只可惜，童话终究是童话。

在我们国家，也有这样一些关于医生起死回生、妙手回春的故事广为流传。自从医生这个职业诞生以来，很多人，甚至包括年轻时的我，对医生职业的神往就没有减少过。人们对疾病的无知、对生命的渴望、对死亡的恐惧，都在呼唤医生的出现。因为没办法解释疾病的产生，因为事关生死，人们生病了自然就会想到求助于医生，并一厢情愿地希望医生就是那个能够"起死回生，手到病除"的"神仙""救世主"。

但是，自从我自己成了一名医生后，我渐渐理解了，任何一个医生都会有他的局限，这种局限与医德无关，可能与医术也无关。哪怕是给自己最亲的人治病，他也可能会出现错误，也可能会无能为力。有一位年近古稀的美国医生，一生救人无数，可最后自己生病时，他无限感慨地说："我希望自己的医生是神，可惜他们只是人。"

是的，我们只是人。所以，我希望患者能够真正了解并理解医生，不要认为医生就一定要包治百病，而且病情只能好转，不能恶化，更不能出现治疗后死亡。一旦出现意外，就将所有的责任都推到医生头上，妖魔化医生，认为医生只会"吃回扣""拿提成"，缺少仁心、医德，这是不公平的。

不可否认，现在的确有少数医生道德水平较低，但近年来医患矛盾的加剧是多种因素共同作用的结果，包括体制因素、患方因素、医方因素等等。医生处于与患者直接接触的第一线，自然也就成为所有矛盾的直接承担者，加上医患双方信息的严重不对称，患者无法辨别医疗服务质量的好坏，一旦对某个医生产生了不信任感，就立刻全盘否定医生。此后不论出什么问题，患者首先就会怀疑医生不负责，缺少医德，导致医患矛盾进一步激化。医生在患者眼中的形象每况愈下，这可能也是我们的患者对医生缺乏信任的开始吧。

可是，大家应该明白，疾病的发展本身就具有很大的不确定性。某些医疗意外，既有可能是因为疾病本身的风险，还有可能是由于当前医疗水平的限制，不能全部归结为医生的过失。

还有一部分患者认为，医院就是一个服务机构，医生就是这里的服务人员。我花了钱来看病，我就是"上帝"，你就必须无条件为我服务。如果你没为我服务好，那对不起，我就要找你的麻烦！

医疗服务的确属于一种社会服务，但医疗服务又有别于普通的社会服务，它是一种特殊的、高层次服务。如果我们到餐厅或商场里，服务人员肯定会按照客户的要求提供服务。但在医疗服务中，被服务的对象几乎没有任何能力去选择正确的检查和治疗方法，是医生用自己的医学知识在帮助"上帝"们完成这些选择任务。假若我们这些自以为是的"上帝"，对医生为他们所做的选择充满了怀疑：

"我有必要做这个检查吗？"

"我真的需要手术吗？"

"我不做化疗行不行？"

"你们是不是故意给我动手术，让我多花钱？"

……诸如此类。

大家想过没有，医生又能有多少精力与你们同舟共济、共同抵御疾病呢？

其实，不论是医生还是患者，我们首先都要摆正自己的位置，把自己当成一个普通人。医生既不是起死回生的"救世主"，患者也不是被无条件服务的"上帝"，就以普通人和普通人交往的心态对待彼此的关系。摆正了彼此的关系，可能就会避免不必要的冲突，使我们的医疗过程变得更为顺畅。

作为医务工作者，我们希望通过真诚的沟通让患者知道：医生不是"救世主"，但我们会将自己有限的力量全部发挥出来，与患者一起，同悲同喜。因为，我们尊重每一位患者的生命！

别信那些旁门左道

医生为患者看病是一门艺术，而患者怎样找医生看病、找什么样的医生看病，也是一门学问。民间的不少传说把一些旁门左道的"医生"说成了包治百病的"神医"。其实，"神医"往往不能治好病，还把小病治成了大病、把急性病治成了慢性病，或者让你费时费神，人财两空。

任何一位有修养的医生，不论他的名气多大，医术多高，他都不会将自己吹嘘为"神医"，向患者保证"包治百病"。相反，很多自吹的"神医"都坐了牢。现在，各种各样的消息不一定都是准确的，如果有人宣称可以治愈那些公认的疑难杂症或难以根治的慢性病，我劝大家不要轻易相信，哪怕他举出某某机构的证明、某某患者痊愈的事例，咱们也要保持清醒的头脑。像高血压、糖尿病、晚期癌症等公认不能治愈的疾病，凡是宣称可以攻克、根治的，都是缺乏科学依据的"神话"，是不可信的，甚至还可能让你赔了钱财、折了健康。

现在，各式各样的一些非正规医院或诊所还到处打虚假广告、邮购药品，并且任意夸大对疾病的治疗效果，欺骗我们的患者。而一些缺乏医药常识的患者往往也是病急乱投医，被这些虚假的广告所误导，花费很多钱邮购药品，结果呢？可能只会上当受骗，不仅耽误了病情，还浪费了很多自己辛苦赚来的血汗钱。

这种病急乱投医的心情我们是理解的，可问题是，您这"乱投医"到底能不能"治病"？甚至有些患者看病并不在于"急"，而是在于"乱投"。看到广告上说"包治高血压""治疗不孕不育，无效退款"等等，就心动了，结果把钱打过去，邮过来一堆乱七八糟的药。吃了后，无效怎么办？想退款，您找谁去呀？

中医看病讲究望、闻、问、切，西医则要询问详细的病史和进行相关的检查，诊断明确才能开药。盲目地邮购药品，那简直就是隔山打虎，不确定性太大了，不谨慎怎么行呢？

如今还有一种跟医疗相关的职业，叫什么大家知道吗？对，叫医托！这是个很讨厌的"职业"。他们的惯用招数就是在医院附近寻找目标，通常会找一些对医院不太熟悉的外地患者，然后上前搭讪，套取病情。一听说您是来治疗什么糖尿病的、不孕不育的、肿瘤等等，就开始介绍"医生"了：

"哎呀，你根本没必要在这里排这么长的队伍挂号，我认识一个老专家，在××地行医，给人看病，看得可好了！我的一个远方亲戚，跟您一样的病，就是在那看好的！"

"您的病跟我的一样，我刚从××出来，看我这还拿着药呢，这是第二个疗程了，效果特别好，花费比您到医院看病省多了！"

......

诸如此类的忽悠吧，很多患者一听，要真有这么好的地方能看病，我干嘛还费那么大的牛劲在医院挂号呢？于是，就坚信不疑地跟着医托去了。

我有位朋友，她和她的一个亲戚就这样被医托忽悠过。大约两年前吧，朋友的一位老家亲戚来北京看病，要看妇科。她在当地医院看过，其实也没多大的问题，就是觉得北京大医院的医生可能比老家医院的医生水平更高些，来瞧瞧也放心。

我这个朋友也刚到北京没多久，对北京的医院看病情况可能也不太了解，但倒是十分热心负责，大清早就带着亲戚到医院门口排队挂号去了。

她们到医院门口时，前面已经有很长的队伍了。没办法，等着吧，挂上哪个算哪个。就在这时，过来两个女人，问我朋友说："你们来这看啥病呀？"

"看看妇科。"

"看妇科呀？那根本没必要在这排队受罪，等轮到你们时，连普通号都没了，根本看不上病。"

"人是挺多的，挂号看病，挂上哪位大夫就算哪位。"我朋友说。

"哎，我跟您说，我们认识一个老中医，就在这附近，看妇科看得特别好。你瞧，她就是妇科毛病，可严重了，在很多大医院都没治好，在那吃了半个月的中药，现在好了。"其中的一个女人指着她身边的另一个女人说。

另一个女人也特别配合地不停点头："就是，就是，快别在这里等了，你们排不上的，而且排上了也不一定看好。还不如一步到位，直接找个医生看好了，也没白来一趟不是？"

我朋友和她亲戚一听她们的忽悠，心动了，然后跟着这两个女人来到一个叫什么堂的门诊吧。进去一看，里面还挺正规，看起来像现在的很多中医诊所那样古香古色的，还有穿着白大褂的医务人员，而且也要挂号就诊，只是挂号的人当时只有她们两个。

她们挂了一个号，进去看了，一位六十多岁的老太太接待了她们。给我朋友的亲戚把把脉，然后说："您这没啥大事，我给您开点中药，吃完就好了。您看，您是吃一个月还是两个月呢？"

我朋友当时觉得有点奇怪，这大夫开药还要问患者吃多久吗？但当时也没太多想，俩人开了一个月的中药，交了1700块钱，高高兴兴地回家了。

可回家后，我这朋友越想越觉得不对劲，就给我打了个电话，问问这种情况可信不可信。我一听就知道，她们被医托忽悠了。

我很生气地数落了她一顿："这明显就是个医托，你还领着你亲戚去花了那么多钱，你怎么不找我呢？"

我朋友忙解释说："你这么忙，我想着她也没啥大毛病，就想着不麻烦你了，谁知道还碰上了医托！"

现在几乎每个医院门口都有医托在活动。他们一般会拎着医院放射科的袋子，或抱着小孩，假装是来看病的，然后四处搭讪，寻找目标。有些医托甚至还会一路跟在患者后面，偷听患者与亲友聊天、打电话的内容。而且，一些来自农村、操外地口音的人通常都是他们的首选目标。在套取病情后，医托就会见机行事，诉说自己在大医院看病的种种不是，然后说自己或亲戚得了同样的病，在哪里看好的，并且还要吹嘘一番那家医院多好、医生技术多高明……看到患者有些心动了，医托就会拿出纸和笔，"好心"地帮患者写出医院的名称、地址及前去的路线等，有的甚至还会热情万分地亲自陪患者去看病。当患者怀着莫大的感激之情见到所谓的"名医"时，来时还鼓鼓的钱包很快就换成了一堆不知名的药粉或草药。

在这个假医生泛滥的时代，这些旁门左道的事频频发生，常常让我们的患者朋友分不清真假。但是，我希望大家能够遵从一条规律，就是做到：身体有病，心里清楚。患了不同的疾病，就要以不同的态度对待。即使是诊断不明确的疑难杂症，就算要找名医、专家，也要擦亮眼睛辨清真假，从正规渠道了解情况，切不可道听途说，盲从偏信。平时，我们就要定期做体检，了解自己的身体状况。发现了疾病，也不要盲目投医，更不要迷信小诊所那些没有医疗许可证的"大师"，或者听信一些旁门左道，迷信小广告，而是应该去正规的医院，选择合适的医生就诊，以免延误病情。

第五章

其实，看病也可以很艺术

在很多医生看来，给患者看病，无非就是问清病症、诊断病情、找对方法治病而已。其实，看病既是一门技术，也是一门艺术。掌握了这门技术，可以医好患者身体上的病；而既掌握了看病的技术，又掌握了看病的艺术，就能医好患者身体和心灵上的病。这一点，对乳腺疾病患者来说尤为重要。

看病先看心

作为一名乳腺科医生，我经常会接触到各式各样的乳腺癌患者。乳腺癌是一种很特殊的疾病，它不但关乎着患者的身家性命，还关乎着女性最在乎的完美与尊严。许多乳腺癌患者在忍受着身体病痛的同时，还要承受着来自社会、家庭等各方面带来的巨大心理压力，心理的苦楚可想而知。

我见到过，有的患者怀疑自己是乳腺癌后，害怕确诊，不敢到医院检查，直到病情恶化才来医院；有的患者担心自己癌症术后会复发，每周都要跑到医院检查；有的因为害怕别人知道自己是乳腺癌患者，甚至多次搬家；还有的担心自己术后丈夫会嫌弃自己，变得非常自卑，甚至抑郁……

在几十年的临床工作中，我接触了太多这样的病患，所以也越来越觉得，仅仅为她们"医病"是不够的，还应该从"心"开始，用"心"为她们医病，向她们倾注更多的人文关怀，让越来越多的乳腺癌病患能够身心和谐、完满、健康地回归社会，这才是我为每一位乳腺癌患者治疗的最终目标。

女性在遭遇不幸时，尤其是得知自己所患疾病为乳腺癌时，往往会产生巨大的心理恐惧。她们需要得到我们医护人员的重视和关爱，需要我们对她们进行适当的心理疏导和支持，帮助她们克服病痛，渡过"苦海"。

我有一位年轻的病患，三十多岁，是一位公司白领，工作体面，夫妻恩爱。没想到的是，某一天她无意中摸到自己的乳房里有个硬块，吓得不行，但她生怕医生告诉她患的是乳腺癌，就不敢到医院检查。结果，一直拖到乳房出现了溃烂，她才惴惴不安地来我这里就诊。

我一看，一下子倒吸了一口凉气。她的乳房已经出现一个如碗大的溃烂，甚至脓水腐肉下都能看到肋骨，这已经是晚期乳腺癌的征象了。

但为了不让她难受，我尽量让自己保持平稳的情绪和口气。因为从她的表情我能看出来，她此刻很害怕我说出"癌"这个字。

"妹妹，咱住院吧。你这个情况虽然不太严重，但是治疗比较复杂，住院治疗会更方便些。"我看着她的眼睛，安慰她说。

她眼泪一下就下来了，说："大夫，我这是不是就是癌症了？"

看到她的眼泪，我顿了一下，故作轻松地说："别害怕，你这情况还不算太重，不管什么病，咱们都要有信心，努力治疗。只要有信心，奇迹就会发生的。听姐姐的话，咱们先住院，好吗？"

就这样，她住院了。在住院检查期间，她一直都是惴惴不安的，生怕我告诉她什么不好的消息。

为了安抚她的情绪，让她对自己建立信心，敢于面对自己的疾病，我每天查房时都会陪她聊几句，还请了几位康复的病友和她交流。后来考虑到她的病情，我还专门请来几位外院专家为她会诊，告诉她说："你看，我把那么多大牌专家都请来了，大家一起帮助你，一定会有希望的！"

随着治疗的进展，我还鼓励她："你现在恢复得这么快，说明治愈的希望很大啊！"

在我和病患们的鼓励下，不知所措的她终于接受了规范的化疗，胸前碗大的溃烂伤口也逐渐愈合。现在，她已经成为我们"汝康沙龙"中的一员，并且也接受了自己的病情，变得快乐、自信。

除了对疾病本身的恐惧外，不少病患对治疗疾病的过程也感到恐惧，什么穿刺呀、手术呀、化疗呀、放疗呀……一听就觉得背后冒凉气。

说到这里，我就想起一件让我印象很深的事情。有一次，我的一位癌症病患第二天要进行化疗，她特别的害怕。我查房时，她就拉着我直掉泪，说担心化疗会让她脱发、恶心、呕吐。大家劝了半天，她的情绪才稍稍稳定。

这样消极肯定不行呀，会对化疗产生抵触心理，影响她的治疗效果。于是，我就和护士商量，让护士等我去病房看望患者时再给她开始化疗，在输化疗药物时，不要提醒她。

第二天一早，我就来到病房，坐在她的床边，拉着她的手和她聊家人、聊孩子。乘我们聊得正热乎时，护士悄悄进来把化疗药给她输上了。

半小时后，输液结束了，我站起来笑着对她说："好啦，您今天的化疗已经结束啦，怎么样，有感觉没？"

她一听，特别吃惊："啊？都打完啦？我怎么一点感觉都没有？"

可见，解决患者的心理问题确实有利于治疗疾病。

在我看来，医疗活动并不是简单的治"病"，更应该包括看"心"。患者不是某个病种的符号，而是有尊严、有隐私、有情感需求的"朋友"！这些"朋友"遭遇了病痛，需要我们的关爱和照顾，我们既要帮她们治疗身体上的病痛，还要帮她们化解心中的伤痕。只有让她们对疾病有了正确的认识，才能有好的心态；有了好的心态，才能健康；健康了才会感到幸福！在我心里，一个医生治好了多少患者或许算不上什么大成就，但让患有严重疾病的患者重新认识生命的价值，重新感受到幸福，这才是医生最有成就、最值得骄傲的一件事。

"乳腺癌并不可怕，很多癌症患者不是病死的，而是被自己吓死的"，"只要有信心，就会有办法"，"既要珍惜生命，也要正确看待死亡"，"把每一天活好，就等于延长了生命"……这些，都是我经常对我的病患们说的话。因为战胜疾病所依靠的不仅仅是医生、手术、药物，还有病患们自己的信心、勇气和力量。

医生应该是个沟通大师

钟南山院士曾说过："一名优秀的医生除了有责任感和对患者的关爱之心外，更重要的是学会与患者沟通。"

可是，我们有一部分医生不太善于沟通，或者根本没有认识到沟通的重要性，不愿意认真地去与患者沟通。其实这种认识上的偏差，不仅会失去患者的信任，降低患者的依从性和满意度，甚至还可能会激化、引发矛盾。沟通能力不足，是制约我们成为一个好医生的利器。

在我从医的三十多年中，接触过的患者可谓多种多样，有的彬彬有礼，沟通起来也很容易；有的则比较"刺头"，你说什么，她偏偏跟你对着干。但事实上，即便是一些"刺头"患者，在最初来医院就医时也是带着双重需求的。一种是来自他们头脑里对"事"和"病"的需求，另一种则是来自他们内心里对"人"和"情"的需求，也就是对自己所患疾病感到恐惧、紧张、无助时的情感需求。所以，只要条件允许，我都会要求我们乳腺科的医务人员在看病的同时安抚好患者的心情，这样才能把我们对患者疾病的诊断及治疗方法，以及我们的情感，一并传达给对方，达到医患步调一致的结果。

相反，如果我们只关注患者的病情，忽略患者的情感，欠了患者的"人情"，又怎么能得到患者的信任和支持呢？

被西方尊为"医学之父"的希波克拉底曾说过："医生治病有三件法宝，那就是语言、药物和手术刀。"先是语言，再说药物，最后才是手术刀。所以，我在为患者看病、治病过程中，首先将自己当成一个用语言表达对患者关心、关爱的沟通者，其次才将自己当成一名治病疗伤的乳腺科医生。

为了安抚病患，给病患创造一个轻松、良好的住院环境，每次查房时，我都会让自己保持良好的情绪，即便我前一秒钟可能还在为某件事生气，但当我走到病房门口，看到我的病患们时，我都会放下所有的不快，向每一位病患微笑问候，亲切地称呼她们的名字，耐心地为她们检查病况、询问病情，并且经常给她们一些鼓励和安慰。很有趣的是，在与病友互动的过程中，我的烦恼也彻底放下了。

有一天，我在病房查房时，发现刚刚住进来的一位病患情绪很低落，正无精打采地望着窗外。她是昨天才住进来的，两天后要做手术，我想她可能对手术有些忐忑不安，所以就走过去，笑着问她："玉兰大姐，刚住院还习惯吧？"

听到我的称呼，她转过头来，脸上的表情非常惊讶，似乎要确认一下我是否正在与她说话。但随即她的脸上就浮现出了笑容："还好，还好，就是有点紧张。"

"别担心，让自己放轻松一些。您想呀，紧张也得手术，不紧张也得手术，既然这样，那为什么非让自己的神经绷得紧紧的呢？轻松一些，反而可能更顺利，再说，我估计你的手术也不太大，会很快的！"我安慰她说。

她笑着点了点头。看得出来，她的心情已经比刚才好多了，甚至心里还有一点儿被我关注后的暗暗的喜悦。你看，我们的几句话就可以化解掉患者那种焦虑、恐惧的心情，何乐而不为呢？

再说说称呼吧。当一个社会关系完善的成年社会人住到医院里后，突然间发现自己的名字消失了，变成了一个床位代号，变成了一长串的病历号，这会让她感到自己没有得到最起码的尊重和重视，甚至感到孤单和无助。相反，如果我们医护人员能够准确地叫出她们的名字，那么患者起码能从中读出这样的一些内容：主任每天要面对那么多患者，居然能记得我的名字，关心我的病情；她问我住院是不是习惯，说明她很关心我的感受，理解我的困扰，我可以放心了……

这样一来，患者就会觉得自己在病房里不再是个孤单的病人，而是有一个如同姐妹亲人般的医生在关注着她和她的病情，从而在一定程度上减轻她对病魔的恐惧及对医生的对立情绪，变得更容易沟通和交流。

良言一句三冬暖，千万别小瞧医患之间互相沟通的重要性。美国一位名叫特鲁多的医生，在他的墓志铭上镌刻了一句让所有医生都应铭记和践行的名言，就是："有时去治愈，常常去帮助，总是去安慰。"我觉得，这是我们每一位医务人员都应该努力做到的。

正是基于这种情怀，为了与我的病友们实现更好的沟通，我给我们科室制订了与病友沟通的细则：入院当天给予支持治疗；确诊后沟通制订治疗计划；手术前进行放松训练；术后安慰鼓励；换药过程中营造轻松气氛；化疗前进行脱发心理预处理；出院时对患者的饮食、生活锻炼及佩戴义乳等进行指导等。

在我的病患中，有一位孙大姐给我留下的印象很深刻。她大约是在2006年的夏天来我这里就诊的。我当时给她查完后就觉得不太好，让她做了个穿刺。穿刺报告出来后，证实了我的预测，是乳腺癌。

第二天，孙大姐的老伴陪同她来拿穿刺报告。她进来时脸色很不好，看得出来是刚刚哭过。来到我面前后，她也不说话，好像正在等着我的"宣判"一样。倒是孙大姐的老伴先开口了："王主任，我们家老伴的情况怎么样？您实话实说就行。"

我知道，此时的孙大姐一定是忐忑不安，充满恐惧。为了让她能放松一些，我让孙大姐坐在我面前的椅子上，然后拉住她的手，另一只手搂住她的肩膀，向她讲述病情："孙大姐，报告出来了。您的这个病情有点特殊，咱要有个心理准备。现在呢，我们相当于在'苹果'里发现了虫子，要通过手术把它取出来，然后再输一些红色的药水来巩固疗效……"

　　我的话还没说完，孙大姐的泪水就控制不住地流了下来，哽咽着问我："主任，这……这不就是癌症吗？得了癌症还能有什么希望……"

　　看着眼前的孙大姐，我对她说："大姐，我们不能把疾病扔出窗户，却能一步步把它赶下楼梯，但前提是您要有足够的勇气和意志……"

　　听了我的安慰，孙大姐的情绪渐渐平复一些。随后，我又向孙大姐及家人一步步地解释即将采取的治疗方案，同时也鼓励她说："其实乳腺癌并不可怕，只要我们一起努力，什么奇迹都可能出现。"

　　住院治疗后，我每天晚上都会利用查房的时间去看望一下孙大姐，向她解释一下第二天的治疗措施等。孙大姐也害怕化疗会引起脱发，我就开导她说："化疗过后，您还是会长出头发的，而且长出来的头发都是大波浪，比原先还漂亮呢！"

　　在我的乳腺癌病患当中，类似孙大姐这样的很多。她们最初都可能对自己的疾病充满恐惧，对治疗过程感到绝望，甚至对医生产生这样或那样的不满。但是，只要我们以一颗同理心去关注她们的情感，积极主动地倾听她们的诉说，安慰她们焦虑、不安的情绪，并让她们在一定程度上参与到自己疾病的治疗决策当中，我相信，我们一定能够与患者之间建立起一种良好的关系，从而合起力量来对抗我们共同的敌人——疾病。

爱心和真诚是化解医患矛盾的钥匙

按照医院的要求，我的每次门诊只挂20个号，可我觉得，每一位前来就诊的患者都不容易，凌晨就可能跑来挂号不说，有的甚至是从外地千里迢迢跑来就诊的，挂不上号，都会很着急。所以我每次都给患者加号，平均每次门诊要看近五十位患者，基本都要忙到下午一两点钟，随后吃点饭就要直奔手术室。同事们看我太累了，就劝我说："你这样累死累活地图个啥？少看几个病人不行吗？你看，你就是出上一整天的门诊，也看不完所有的病人呀！"

同事说得有道理，因为每天来就诊的患者太多了，这也是现在我们北京大医院的一大特色吧！我总是想，如果我能多加10分钟的班，就能让一个患者少等一天，可这种做法也有不被患者理解的时候。

我记得有一次一位大姐来就诊，当时已经接近12点，别的诊室都空了，只有我的诊室门口还有好些人在等着。

可能在外面等候的时间长了，她推门进来，不耐烦地问我："大夫，我今天上午还能看上么？"

我知道，她是觉得我看病太慢了。我抬头看看她的号，前面还有十多个患者呢，只好告诉她："真对不起，大姐，您可能还得再等一会儿，您先吃点东西去吧。"

终于轮到这位大姐时，时间已经过了下午1点。虽然连续工作了五个多小时，感觉也有些疲惫，但我依然热情地接诊了她。我仔细地为她做了全面的检查，又认真分析了她以前在各个医院的检查结果，最后告诉她说："大姐，您的结节比较小，只有两三毫米，现在不能肯定是不是良性，但至少目前是安全的。我建议您再观察三个月，然后去家附近的医院做个B超，省的来回跑，如果病情有变化您随时来找我，也可以给我打电话、发短信，我把我的手机号留给您……"

这位大姐听完我的话后，忽然变得不好意思起来，说："王主任，您看我刚才态度不好，老催您，您可别生气呀！我为这个病看了很多大医院，找了很多专家，都跟我说观察观察，我再细问就不说话了，就属您给我讲得最明白。怪不得您看病慢，不过等多久都值！"

刚送走了这位患者，一位中年女性又推门进来了："大夫，我上周找您看过病，这次检查结果出来复诊怎么还要挂号啊？"

我笑着跟她解释说："大姐，您看我们现在都是电脑操作，您不挂号我这边电脑就不显示您的信息，就没法给您治疗了。再说了，万一我给您治得有问题，您挂了号后有病历记录，投诉我也有个依据不是？"

"那我今天也没挂上啊！"她听说一定要挂号才能看病，有点着急了。

"大姐，您放心，我给您加个号，今天我一定给您看上。"

……

这就是我在门诊工作的缩影。一直以来，我都坚守着这样一个信念，就是用我的全部医术，用我的爱心和真诚，与患者建立一种朋友式的医患关系，尽可能地化解医患间的矛盾与冲突，消除彼此间的对抗和不满。

当然，这个过程也是艰难的。我在我们医院被称为"看病最慢的医生"。刚开始时，常常有患者因为候诊时间过长而抱怨我，甚至说我"没本事"，就如前面提到的那位患者一样。但我并不介意，因为我是一名医生，就要对前来就诊的每一位患者负责，要弄清她们的病情，看她们的检查报告单，给出她们合理的治疗建议和方法，甚至还要告知她们住院后如何治疗、如何手术等等。要在短短的十几分钟时间内做完这些，并不是一件容易的事。

　　幸运的是，我的病患们渐渐理解了我。我每天的门诊依然很忙碌，不少患者很可能大清早就过来候诊，一直要等到中午或下午才能看上，但大家似乎都很理解我，也很少有不断催问我什么时候才能看上的病患了。我对病患们的友爱与真诚，病患们对我的理解与支持，让我们逐渐站在了同一战线上，共同与病魔作斗争。

　　近些年来，医患关系变得越来越紧张。除去我们无法控制的因素之外，我们医生也需要做一些思考：我们是否是一名具有人文情怀的医生？我们是否像对待朋友一样对待每一位前来就诊的患者？我们是否有时对患者过于冷漠，沟通过于被动？我们是否认真倾听了患者的声音，关注到了患者提供的信息？……

　　心理学研究提示，获得他人喜爱和信任的主要原因有：信仰和利益与他人相同；有技术，有能力，有成就；具有令人愉快和崇拜的品质；喜欢他人。如果我们在医疗活动中能够做到真心尊重、关爱患者，真诚、可信赖，善于与患者沟通，知识和技术过硬，我相信我们多数情况下都能与患者建立起一种相互尊重、相互信赖、平等相处、互相帮助的"医友式"的医患关系。

现代医疗呼唤人文精神

著名的国学大师南怀瑾先生曾经感慨地说："一个真正的名医，生活好可怜。我认为医生的太太都很伟大，医生几乎没有私生活，一年365天，天天忙到晚。一天要与上百个病人接触，每个人都愁眉苦脸的。一直下去，自己都要病了。"

感谢南怀瑾老先生对我们医务工作者的理解！在如今这个社会条件下，我们的工作的确很是"鸭梨山大"，给患者看病、治病是个很复杂的过程，当下不太和谐的医患关系也让我们渐渐失去了应有的职业优越感和自豪感。医生和患者之间动不动就怒目相向，既严重地影响了正常的诊疗秩序，又让医患双方都很受伤。

我记得曾在某份报纸上看过一篇百姓如何评价医生的调查问卷，结果显示：20.8%的受访者认为医生是天使，43.6%认为医生的工作是费力不讨好，60.55%认为医生收入不高。而且，还有超过50%的人不愿意找医务人员做伴侣，超过66%的人自己不愿意做医生，超过62%的人不愿意让自己的孩子做医生，而医生本人更是有超过90%的人不愿意让自己的孩子做医生。这个调查，正好佐证了南怀瑾老先生的感慨。

面对如此相悖的、悲哀的客观现实，不能不令人反思，这是为什么？曾经世人眼中的"白衣天使"，怎么现在反而成了谁都不愿待见的人了呢？

　　除了我们不能左右的社会原因之外，作为一名医者，一名"当事人"，我想我们还是要多从自身寻找不足，修正自己，为改变现代的医疗环境尽一点我们自己的微薄之力。

　　医生是个很特殊的群体，从事着"生命至上"的事业。要想成为一名合格的医生，我认为不光要有较高的医术，还要具备一种较高的医德。你光会给患者看病还不行，还要懂得关怀患者、尊重患者，和患者成为朋友，真正走到患者的心里。再进一步说，医生也要看重自己的医生身份，因为这是一种特殊的社会认知，代表着一种不可推卸的社会责任，而不仅仅只是一个简单的职业称谓。

　　就拿我们乳腺科的病患来说，多数乳腺癌病患在诊疗和康复期间均存在着大量的焦虑、抑郁、自卑、恐惧等严重心理问题，严重影响了她们的生存质量。这让我渐渐明白，广大的乳腺癌病患不仅需要医学的帮助，还需要多层次的心理及社会支持。正是在这一背景下，我们以心理康复为目标的乳腺癌病患心理支持、治疗团体——"汝康沙龙"成立了。

　　在"汝康沙龙"刚刚成立时，我一个个地给病患们打电话，邀请她们加入进来，彼此分享自己的抗癌故事，彼此鼓励，彼此加油打气。同时，我们还经常举办各种团体激励活动，为乳腺癌姐妹们编排节目，让她们凑在一起表演自己、领悟生命。大家纷纷说，这是"自己的家庆"，"我们乳腺癌姐妹的节日"……

　　现在，"汝康沙龙"已经有注册会员上千人。通过多年的心理康复实践活动，"汝康沙龙"帮助了大批的乳腺癌病患不同程度地克服了心理恐惧，达到了身心康复的目的。我觉得，这是让我最感到骄傲和荣幸的一项事业。

　　看病是一门艺术，能与患者交朋友，不仅对患者来说是件好事，对医生来说也不是件坏事。我们不妨算个小账：如果每位医务人员能交20位患者朋友，一个有1000名员工的医院就形成了一个2万人的患者群；如果每位患者有3位家庭成员，那么这个医院就拥有了6万人的信任人群；而如果每个家庭成员再向自己的3个亲友推荐这家医院，那么医院就等于拥有了18万人的义务宣传员……这就是一种"滚雪球"式的社会效益，同时也让更多的人从中体会到了人文精神的价值。

我这样说看起来是不是有点"唱高调"？但我可不这么认为。从医三十多年的经历，尤其是每天都要接触到乳腺癌病友的经历让我渐渐明白，我们现在的医疗非常需要一种人文关怀精神。自古以来，医家都强调"医乃仁术"，医生这一职业应该是最富有人情味的职业，医学也应该是最具有人文精神的学科。可是，事实情况却不是那么乐观。

我记得在哪里看过这样一件事：一位医学博士在为一位死去的患者做完病理解剖后，看完结果，扬长而去。也许在找出死因这一点上，他的确做到了。但是，他无视患者的内脏器官正摊放在手术台上，不为死者穿好衣服的举动，则说明他的眼里看到的只是一个病例，而不是一个"人"。虽然当时他面对的是死去的人，但死去的人不是更应该得到充分的尊重吗？

医者父母心。作为一名医生，不仅要以治病疗疾为自己的本职，更应该以关爱患者为自己的责任。一个好的医生，应该是承诺对患者实施"最好的保健"的医生。而事实上，现代的医生面临的最大挑战不是他的专业知识，也不是他的医术，而是在专业知识和人文素养之间所保持的一种平衡。希波克拉底说过，你对待人的最好方式就是你对他们的爱，对他们的事情感兴趣。

在这方面，我一直在不断努力。在我刚刚成为一名医生时，我就为自己立下了一个医患沟通的座右铭：做一名"三级甲等医生"。在我看来，医疗服务就是一种高层次、特殊的服务，它不仅要求医生为患者提供技术性的医疗服务，还要求为患者提供人文性的医疗服务。只有回归这一医学本源，才能造就具有人文素质的"三级""甲等"医生。

有人可能要问了，你说的"三级"是"三级"，"甲等医生"又是什么样的医生？

在我看来，医生也应有等级之分：一级小医生，治病不治人；二级中医生，治病人；三级大医生，不但能治病，还能对人进行健康教育，为患者普及健康知识。

在分"等"方面，我认为，甲等医生，对待病人如亲人，让病人感到舒心；乙等医生，对待病人如熟人，病人感到放心；丙等医生，对待病人如病人，让病人感到安心；丁等医生，对待病人如路人，让病人感到寒心；戊等医生，根本不把病人当人，让病人感到伤心。

那么，要成为一名"三级甲等医生"，就是要成为一名不但能为患者治病，还能将患者当成自己的亲人一般，让患者在就医治疗时感到舒心。

多年来，我和我的乳腺科"战友"们都在各自的岗位上向着这个目标不断前进，争取为患者提供多层次、多角度、人性化的服务。因为在我们眼中，那些乳腺病患者不再是某个病种的符号，而是有尊严、有隐私、有情感需求的"朋友"。对待自己的"朋友"，我们不就是应该给予她们关怀和爱吗？

希望我们每一位医务人员都能够从自我做起，从现在做起，怀着温暖人间的仁爱之心来呵护生命、拯救生命，让医学真正成为一项悬壶济世的事业。

我们在一起

我的病患们都知道，我在和她们聊天或与她们谈论病情时有一个习惯性的动作，就是拉住她们的手，或者搂住她们的肩膀。病患们常常跟我说："主任，每次您这样搂着我们时，我们都觉得特别有力量，感觉我们并不孤单。"

能够给病患们这样的感受，我感到很欣慰。的确，这个简单的身体语言拉近了我们彼此的心理距离，将我的热情和力量传递给她们，让她们能够感觉到：我们是一家人，我们一直会在一起，我不是孤立的，医生护士都会陪着我同渡难关……

据我们的一项调查显示，乳腺癌患者手术后两年，仍然有60％的患者有焦虑情绪，有45％的患者存在着抑郁。可见，虽然她们的身体康复了，但心理痛苦仍然存在，依然离真正健康的要求很远。

为了让乳腺癌病患们的身心得到全面的康复，2006年我和我的团队创办了国内第一个由医生领导的乳腺癌患者心理支持治疗团体——"汝康沙龙"。选择"汝康"这个名字，是因为这个名字中蕴含了"女性""乳腺癌康复"等含义。

"汝康沙龙"创办以来，我们经常将病患们聚集起来，大家彼此分享抗癌经验，并通过心理康复知识讲座、心理游戏、心理剧表演、医患互动讨论等方式，让更多的病患在姐妹般的沟通、互动、分享中消除孤独、恐惧的情绪，并获得来自其他病患的情感支持。事实证明，这对增强她们战胜疾病的信心大有帮助。

有一位病患，原来是一家公司的经理，结果在事业蒸蒸日上的时候不幸罹患乳腺癌。经过我们半年的治疗后，她的身体是康复了，可回家后却仿佛变了一个人：胆怯、恐惧，不敢进医院，也害怕见到熟人，与朋友几乎断绝了联系……后来在我的劝说下，她加入到"汝康沙龙"当中，在这里结交了许多病患，大家互相帮助、互相鼓励。现在，她已经变得与患病之前一样自信了，还成了"汝康沙龙"中的活动积极分子。

在"汝康沙龙"中获得成长的不仅是这位病患，许多乳腺癌姐妹都在这个团体中获得了自信，也收获了快乐和健康。一位病患跟我说过一句话，让我觉得既有趣又感动，她说："主任，您别看我病了，但我现在并不在乎，我现在就把自己当成一个'少奶奶'！"

"为什么叫'少奶奶'呀？"我对这个称呼很好奇。

"很简单呀！您看，我的乳房少了一块，这不是'少'奶奶吗？可是，我现在也不像以前那么在乎少的这一块了，相反，我也不觉得自己比别人差什么，我一样可以当个自信美丽的'少奶奶'。您说我这么想对吧？"

当然对了！我当时就忍不住给她鼓掌了！我觉得特别欣慰，这位病患能够从心理上慢慢接受自己的病情，培养自己的信心，不认为我患了乳腺癌，一下子就变成了另外一个人，相反，我完全可以像以前一样，自信、乐观、享受生活的美好。这种阳光、积极的心态，是我这位乳腺科医生多么希望看到的呀！

当然，这也是需要一个过程的。一方面需要自己进行心理调试，另一方面也需要周围的医务人员、家人、同事、朋友、亲友的帮助和鼓励。这是非常重要的。

其实，在我们的"汝康沙龙"中，很多失去乳房的病友，开始时都是难以接受的，但她们在群体力量的帮助下，最终艰难地走过这道坎。而走过以后，她们变得更加珍视自己、疼爱自己，生活也变得比以前更丰富多彩。在周围许多人看来，这些病患们比他们更健康、更快乐。

现在，我们"汝康沙龙"已经成立8年了，举办了很多团体心理康复活动，并建立了天坛乳腺疾病网，编写了《乳腺癌术后康复手册》，编排了"春之韵"术后康复操，还通过开展网站论坛、电话咨询、面对面辅导及病患小组活动，为广大的乳腺癌病患提供系统的心理康复辅导。我希望能够通过这个平台，让更多的乳腺癌姐妹能够从中获得力量，勇敢、乐观地面对病魔。我也常常告诉我的病患们说："我们就是一个家，我是这个家里的妈妈……我们一直都会在一起。"

即便是乳腺癌，那也是个好癌

我们常常都是"谈癌色变"，这也充分说明了每个人对癌症的恐惧。一旦得知自己患了癌症，当时肯定是万念俱灰。

但是，我却常常跟我的乳腺癌姐妹们说："即便是乳腺癌，那也是个好癌。因为长在乳房里比长在身体其他部位可要强多了！"

大家可能不太理解这句话，"反正都是癌症，还能有什么好坏之分？"

我要说的是："当然有！不但有，而且好坏之分还很明显呢！"

近些年来，乳腺癌的发病呈现明显的上升趋势，目前北京、上海等大城市乳腺癌已上升为女性恶性肿瘤的首位，成为危害女性健康的"头号杀手"。由于乳腺癌对健康和身体形象的双重损害，也使其成为女性最为恐惧的疾病。加之一些对乳腺癌的片面宣传，更是加重了公众对乳腺癌的恐惧。

事实上，虽然乳腺癌的发病率近年来在不断上升，但发病者在人群中仍然只占极少数。而且更重要的是，在各种恶性肿瘤当中，乳腺癌是一种治疗效果及预后都比较好的恶性肿瘤。只要早期发现，并进行积极合理的治疗，大部分患者都能获得良好的预后。即使发现稍晚一些，或者是复发转移，经过合理的综合治疗后，也仍然能够获得相对较长的生存期。在临床上，乳腺癌患者生存达二三十年的并不少见。我们"汝康沙龙"中，生存期在15年以上的病患就大有人在。

　　大家可能对这种说法持怀疑态度，那我就给大家举一个实际的例子吧！有一次，我在"汝康沙龙"组织了一次活动，其中一个环节就是让癌龄较长的病患给大家讲讲她们的抗癌经历，为新病患鼓鼓劲儿、加加油。

　　当时现场的病患大约有三百多名，之前我粗略了解了一下，有个病患已经有22年的癌龄了，还有一位是18年的癌龄。于是，我就让工作人员准备三束鲜花和三份礼品，作为对她们的鼓励。工作人员当时就问我："为什么是三束鲜花呢？不是只有两个人癌龄较长吗？"

　　"我知道的是两个，万一还有别人呢！"我还是做了以防万一的工作的。

　　活动正式开始了。当我问道："现场的姐妹们，癌龄18年以上的，请举手！"

　　"哗——"的一下，举起来一片！

　　"完了，我的礼品不够了！"我当时心里暗暗地想。说实话，我真没想到会有这么多人癌龄在18年以上，这让我既激动又高兴！

　　我顿了顿情绪，又朝着台下说："那么，就请我们这些癌龄18年以上的朋友到台上来吧！"

　　大家站起来，呼呼啦啦地都上来了，在台上站成了密密麻麻一排。我一数，嚯，有二十多位呢！

　　我走到一位大姐面前，问道："我来采访一下这位姐姐，咱有多少岁啦？"

　　"我呀，我今年'20岁'！"

　　我一看，咦，这不是个六十多岁的病友吗？怎么会20岁呢？啊，我忽然明白了，人家说的是癌龄呀！

　　她见我有点呆了，赶紧解释说："我的癌龄是20岁。我是41岁得的乳腺癌，今年我61岁，刚好20年了！"

　　我又走向下一个，问道："大姐，您多少岁了呀？"

　　"我今年'32岁'！"

　　"啊，您都32岁啦？真不错！快跟大家说道说道吧！"我拉着她向前迈了一步。

"嗯，我今年63岁了。我是在31岁时得的乳腺癌，所以我今年'32岁'了！"我在一旁听着她的诉说，真的特别激动，忍不住为我的这些可爱的乳腺癌姐妹们鼓掌。

接着，我又问了另一个："大姐，您今年多少岁了呀？"

这是一位很腼腆的大姐，她有点羞涩地说："不好意思，我只有'30岁'，我今年也是60岁了，我是30岁时得的乳腺癌。"

"嘿，是吗？那您当时得的什么癌呀？"

"浸润性导管癌。"

……

随后，我又问了几个，大家的回答一次比一次让我感到吃惊：

"我'21岁'。"

"我'18岁'。"

"我们还有很多'18岁'以上的姐妹没来哪！"

……

没办法，现准备鲜花和礼品也来不及了，我给每位明星病友送去了一个拥抱。没发成奖，大家仍然感到很快乐、很幸福。

这次活动，我的病友们给我上了一堂实实在在的课，那就是：乳腺癌真的不可怕，更不是什么绝症，预后很好。

其实，无论我们所患的是什么样的疾病，最可怕的往往并不是疾病本身，而是我们对于疾病的盲目恐惧和绝望沮丧，是完全失掉的生活的勇气。我们应该明确地认识到，一旦患了乳腺癌，不论是早期还是晚期，着急、悲伤、忧郁、绝望，都是于事无补。因为患癌的事实不会因为你的抱怨、你的委屈、你的恐惧、你的绝望而发生任何改变。

相反，如果我们对乳腺癌采取积极、主动、坦然处之的态度，尽量让自己保持良好的精神状态，坚定战胜癌魔的信念，努力配合医生治疗，那么对于稳定和改善病情、提高生存质量、延长生存期都是十分有益的。所以我建议乳腺癌姐妹们常念这句话：即便患乳腺癌，那也是个好癌！

医生心语——愿天下女人都是幸福的

当医生三十多年来，我结识了很多乳腺癌病患，好得如同至爱亲朋。"小米"算是其中之一。

"小米"其实不小，论年龄比我还长3岁。祖籍山东的她，普通话说得不标准，偏偏又爱说爱笑，是病房中的"活跃分子"，所以我和护士们都喜欢叫她"小米"。

小米患的是三阴癌，即雌激素受体、孕激素受体以及人表皮生长因子受体-2均为阴性的乳腺癌。这种乳腺癌使用内分泌治疗和分子靶向治疗药物都无效，只能依靠化疗，预后不容乐观。当我把这份病理结果递过去时，小米有些怔忡。

"你的病情比较特殊，要有个心理准备。"我放缓语速，希望不要给她太大的心理冲击。

回到病床后，小米哭了，声音大得惊动了整个病房，病友们纷纷出门张望询问。当时正在医生办公室里写病程的我也听到了她的哭声，急忙寻声赶过去。

看着哭得撕心裂肺的小米，我心里很不是滋味：

"小米，别太伤心了。很多病友都和你一样，抗癌第一步都走得格外艰辛，但我们也不能就此丧失信心！"

"主任，都得了癌症，还能有啥希望呀？……"小米仍然哽咽。

"小米，你要知道，虽然人人都害怕癌症，但其实我们并非对癌症束手无策。乳腺癌在众多癌症中，预后相对要好。我们不能阻止疾病的发生，但却能遏制它的发展！所有的治疗都需要你的配合，乐观就是最好的良药！"

在我的劝说下，小米的情绪逐渐平复了，也学着慢慢接受这个残酷的事实了。在此后一系列的手术、化疗过程中，小米都表现得异常坚强和勇敢。无论化疗反应多重，她都坚持尽可能地多吃食物；头发掉光了，她还戏称自己是"光头一休"……

时间就这样流逝了，面对勇敢的小米，我们似乎都忘却了癌细胞的猖獗。

两年后，小米来复查了，可她的胸片却打破了所有人的期待：肺转移！

我看着眼前的片子，竟也踌躇了，到底该怎样将这个消息告诉小米？

"小米，你的胸片上显示，你的肺不太干净，有些小东西，情况可能不太好。"

"是转移了吧？"敏感的小米意识到了病情不妙。她别过头，想要掩饰住眼中的泪水。

"小米，癌症有它自己的进程。我们想拖着它，不让它往前走，可它也会抵抗。抗癌是一场拉锯战，也是场持久战，你要备足粮草，备足信心，这样才能在这场战争中占上风啊！现在，你需要再次住院，接受化疗。"

小米听到我的这个"宣判"后，没有像第一次那样痛哭，而是平静地住了院。而且，入院后的她也格外沉默，这样的情况反而更加让我焦急。每天我在查房时，都会鼓励、安慰情绪不佳的小米，护士们对小米的看护也格外尽心。同时，我还请求其他乳腺癌姐妹一起帮助、鼓励小米，让她重新拾起信心，面对这再一次的挑战。

在大家的帮助下，小米渐渐又恢复了往日的乐观。两个周期的化疗过去了，肺上的转移灶缩小了。但在第五周期的治疗后，小米的肿瘤灶却没有太大的变化，治疗停滞了。不过，当我把这个消息告诉小米时，她的反应出乎我的意料，她平静地接受了。

六个周期的治疗结束后，小米又一次出院了。那天，她在自己的病床上坐了很久都不肯走，笑着跟病友们说不舍得出院……

几个月后，小米发短信告诉我，她又住院了，准备做干细胞移植。

"今日入院。"

"治疗方案定了。"

"我很配合治疗，心情也还好。"

"准备进层流病房了，不便联系了。我很想念你们。"

……

一条条短信往来，一丝丝牵挂维系，远在另一家医院里的小米仿佛与我们从未分开……

时光就这样在小米与癌症的抗争中悄悄流逝着。转眼，小米的乳腺癌肺转移已经四年了。

2010年夏天，我再次见到了小米。她身体更加清瘦，穿了一件鲜艳的红色衬衫，头上围着碎花围巾，笑容明亮得有些晃眼。

"主任，我是专程来看您的！"

"非常欢迎，这里是你第二个娘家呀！"

"没错，主任，你这话说到我心坎儿里去了！"

我们聊了很久，临走的时候，小米与我击掌约定永不放弃。她还告诉我，下次"汝康沙龙"有活动一定告诉她，她好久都没参加了。

我们拥抱着告别。小米在我耳边轻轻说："主任，要保重身体……这次来看您，我觉得您憔悴了不少。您呀，千万别太累了自己，我们这些病人可都指望着您呢……"

从医这么久，我听到过很多病人的感谢，但小米的话语让我格外动容。

整整三分钟，小米都抱着我不撒手，一同送她出来的两个护士忍不住流出了眼泪……

病情反反复复、起起伏伏的小米一直在我心上。年底，"汝康沙龙"要举办迎新年活动，我给小米打电话，邀请她来参加。小米很高兴地答应了，只是说最近心脏不太好。我隐隐觉察到什么，很是不安。

两周后，我接到了小米丈夫的电话，平日声若洪钟的他嗓子哑了："小米昨天走了……突发心衰……这几天她一直都念叨着'汝康'年底的活动，说自己如果不能去，一定要让我替她请个假……"

三年过去了，我常常会想起那个爱说爱笑的小米，想起她长长的拥抱、轻轻的耳语。在岁月的长河中，我们往往难以决定人生路程的长短，但我们却可以用爱和关怀让有限的人生散发出长长久久的韵味。这，也是支撑我和我们"汝康沙龙"的强大精神力量。

也许用这个故事来结束我们这本书有点伤感，但最终我还是决定将这个故事和我的感受说出来，因为我想通过这个故事告诉我亲爱的乳腺癌姐妹们：虽然你们现在正在经历病痛，但我像你们一样，无比珍爱着你们的健康与幸福。你们不仅是我的"作品"，更是我继续奋斗的动力。即使像小米这样生离死别的生命过程，对于我也是一种鞭策，时时提醒我要怎样为我的乳腺癌姐妹们做得更多、更好。

同时，作为一名与乳腺癌患者"同甘共苦"的乳腺科医生，我也希望，以后我的乳腺癌姐妹们在遇到困难时，人们能够用行动、关爱给她们带去快乐、勇气和希望，陪伴她们一起走在快乐的抗癌之路上。愿我的乳腺癌姐妹们每一天都是幸福的，也愿天下的女人都是幸福的。

谢谢一直以来你们对我的支持与理解。谨以此书献给全天下的女性，当然也包括那些与我亲如家人一般的乳腺癌姐妹们。

附录　手指操——舒筋活血抗衰老

韩信点兵

【做法】先用拇指碰食指头一次，再用拇指碰无名指头两次，小指3次，中指4次，小指3次，中指2次，示指1次。然后循环重复这个动作16次。

【功效】此操对失眠、情绪紧张、压力大、健忘有很好的效果。

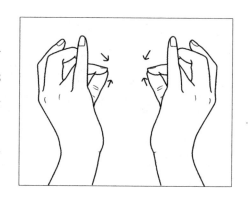

按压中指

【做法】左手自然伸平，右手拇指顺手掌方向放在左手中指上，其他手指与拇指轻轻按压左手中指。用同样的方法换到右手重复上述动作，每天做10～20次。

【功效】具有提神、清除疲劳、减轻精神负担等功能。

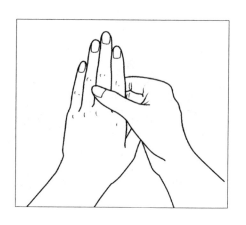

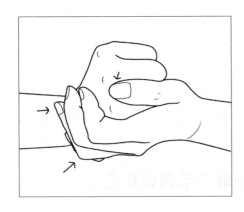

轻挤无名指

【做法】左手拇指沿手掌方向放在右手无名指和小指上，其他手指放在左手背上，一起轻轻挤压，之后换到左手无名指，每天重复10～20次。

【功效】安神，减轻疲劳，缓解精神压力和紧张情绪，增强心肺功能。

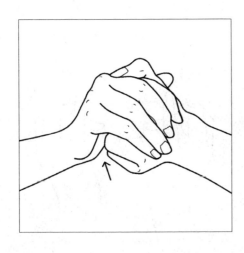

挤压手心

【做法】左手拇指放在右手示指和中指上，左手其他手指从手心方向挤压，过一会儿用同样方法换到另一只手上，每天重复10～20次。

【功效】消除疲劳，减轻精神压力，帮助人摆脱仇恨、恐惧、愤怒等负面情绪，逐步恢复自信。

顶拇指

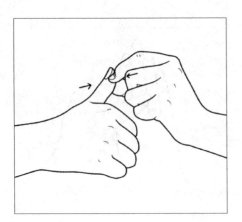

【做法】左手拇指、食指按于右手拇指，左手示指和拇指捏住右手大拇指，左手示指指甲盖顶住右手拇指，轻轻按压，随后换到右手上，每天重复10～15次。

【功效】积蓄力量，激活身体各部组织，消除疲劳，使人不再贪恋甜食，有助于减肥，改善面色。

上挺手指

【做法】左手无名指指甲顶住左手拇指指肚，其他手指用力向前伸展绷直，坚持10秒钟，同样方法换到右手，重复上述动作。

【功效】调整呼吸节奏，提高听力，进一步改善面色和保护皮肤，增强自信心，摆脱忧伤情绪。

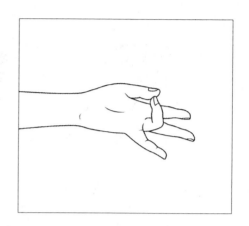

按压指肚

【做法】两手中指腹合拢，其他手指交叉放在指根处，轻轻按压，每天重复此动作20次。

【功效】有助于消化系统功能，能消除体内多余油脂，强化呼吸系统功能，预防呼吸系统疾病，减轻疲劳，缓解头痛、背痛和足痛。

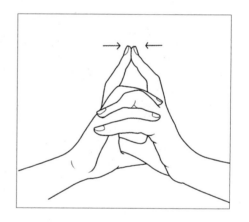

手指上伸

【做法】左手和右手的中指指甲并拢，其他手指用力向上伸，每天重复此动作20次。

【功效】有助于呼吸，减轻脊椎压力，稳定情绪。

以上手指操没有时间限制，经常做能收到明显效果。

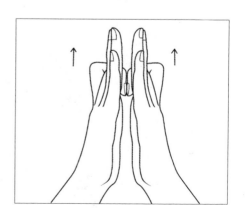

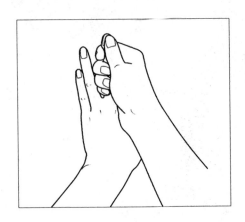

轻攥中指

【做法】左手伸平，右手拇指放在左手中指一侧，右手其他手指轻轻攥住左手中指，过一会儿同样方法换到右手中指上，每天重复10~20次。

【功效】积蓄力量，帮助呼吸通畅，提高视力与听力，使人摆脱萎靡不振和动作迟缓的状态。